Nico Laur | Atilla Duyar

LABORWERTE EINFACH ERKLÄRT

Entschlüsseln Sie Ihren Laborbericht zu Blutwerten, Mikro- und Makronährstoffen, Bakterien, Viren und Hormonen

riva

Inhalt

Nico Laur | Atilla Duyar

LABORWERTE
EINFACH ERKLÄRT

Bibliografische Information der Deutschen Nationalbibliothek
Die Deutsche Nationalbibliothek verzeichnet diese Publikation in der Deutschen Nationalbibliografie. Detaillierte bibliografische Daten sind im Internet über http://d-nb.de abrufbar.

Für Fragen und Anregungen
info@m-vg.de

Wichtige Hinweise
Dieses Buch ist für Lernzwecke gedacht. Es stellt keinen Ersatz für eine individuelle medizinische Beratung dar und sollte auch nicht als solcher benutzt werden. Wenn Sie medizinischen Rat einholen wollen, konsultieren Sie bitte einen qualifizierten Arzt. Der Verlag und die Autoren haften für keine nachteiligen Auswirkungen, die in einem direkten oder indirekten Zusammenhang mit den Informationen stehen, die in diesem Buch enthalten sind.

Ausschließlich zum Zweck der besseren Lesbarkeit wurde auf eine genderspezifische Schreibweise sowie eine Mehrfachbezeichnung verzichtet. Alle personenbezogenen Bezeichnungen sind somit geschlechtsneutral zu verstehen.

Originalausgabe
2. Auflage 2023

Türkenstraße 89
80799 München
Tel.: 089 651285-0
Fax: 089 652096

Redaktion: Julia Bauer
Umschlaggestaltung: Pamela Machleidt
Umschlagabbildung: Shutterstock: appledesign, Connect world, thanmano, totojang1977
Bildnachweis: Shutterstock: Africa Studio: 205; Andrii Bezvershenko: 23; ARTFULLY PHOTOGRAPHER: 125; CHIEW: 206; Corona Borealis Studio: 188; danielmarin: 196; Designua: 8; Drazen Zigic: 195; ESB Professional: 24; Explode: 75, 77, 98; Kittyfly: 207; Lightspring: 51; Macrovector: 10;Magic mine: 69, 85, 93; Maniki_rus: 44, 45, 46, 47, 49; Marko Aliaksandr: 67; MDGRPHCS: 89; Mladen Mitrinovic: 114; nobeastsofierce: 42; OlgaChernyak: 140; peterschreiber.media: 35, 187; Proxima Studio: 200; RVillalon: 136; SciePro: 62; Tatiana Shepeleva: 55; volha_a: 36
Layout: Katja Muggli
Satz: abavo GmbH, Buchloe
Druck: Florjancic Tisk d.o.o., Slowenien
Printed in the EU

Wir produzieren nachhaltig
www.m-vg.de

ISBN Print 978-3-7423-1735-3
ISBN E-Book (PDF) 978-3-7453-1431-1
ISBN E-Book (EPUB, Mobi) 978-3-7453-1432-8

Weitere Informationen zum Verlag finden Sie unter
www.rivaverlag.de
Beachten Sie auch unsere weiteren Verlage unter www.m-vg.de

VORWORT

Bestimmt kennen Sie folgende Situation oder haben diese sogar schon selbst einmal erlebt. Sie haben sich Blut abnehmen lassen und sitzen nun bei Ihrem Hausarzt im Sprechzimmer und möchten Ihre Blutergebnisse besprechen. Ihr Arzt schaut sich die vielen Zahlen und Werte an und sagt Folgendes: »Soweit alles ok, nur das Rauchen sollten Sie einstellen und Ihr Cholesterinwert bereitet mir etwas Sorgen.«

Verunsichert schauen Sie auf den Laborausdruck und verstehen nur Bahnhof. Sie sind verwirrt von den vielen Abkürzungen wie CRP, Na, TSH, GGT und so weiter. Keine Panik. Sie sind nicht allein. Etwa der Hälfte aller Patienten geht es genau wie Ihnen. Doch was für Sie wie eine Fremdsprache erscheint, liefert dem Arzt wichtige und entscheidende Hinweise über Ihre Gesundheit. Anhand dieser Werte und Zahlen werden Diagnosen gestellt und Behandlungsentscheidungen getroffen. Diese Werte zeigen an, wie Ihr Körper mit Nährstoffen, Ihre Zellen mit Energie versorgt werden und wie sich Ihre Ernährung auf Ihren Körper auswirkt.

Wir erklären Ihnen auf einfachste Art und Weise, was sich hinter diesen vielen Abkürzungen versteckt, und helfen Ihnen, einen gängigen Laborbericht zu verstehen. Des Weiteren wird geschildert, welche möglichen Ursachen oder gar Störungen sich hinter diesen Laborwerten verbergen können. Dieses Buch soll Ihnen als einfaches Nachschlagewerk zum Verstehen Ihres Laborberichts dienen. Sie erfahren einiges über diverse Krankheiten, aber auch, wie Sie gewisse Risikofaktoren, wie zum Beispiel einen zu hohen Blutdruck, vermeiden können.

Als kleines Extra möchten wir Ihnen zeigen, welche diagnostischen Methoden (EKG, Blutdruckmessung etc.) Ihr Hausarzt außerdem anwenden kann und welche Laboruntersuchungen Sie zu Hause durchführen können, um Ihren Körper und dessen Gesundheitszustand besser verstehen zu können.

Ein wichtiger Hinweis vorab: In der Wissenschaft kommen täglich neue Erkenntnisse ans Tageslicht. Genauso ist es auch in der Medizin. Täglich forschen Wissenschaftler an neuen Therapien und entdecken dabei neue Laborparameter, welche zur Analytik und zur Diagnostik herangezogen werden können. Die Medizin ist somit eine sich ständig wandelnde Wissenschaft.

In diesem Buch wurde mit großer Sorgfalt darauf geachtet, dass alle angegebenen Normbereiche dem aktuellen Stand der Wissenschaft entsprechen. Diese Normwerte beziehen sich auf das Blut von Erwachsenen (gekennzeichnet mit »*«). In einzelnen Fällen werden auch Normwerte von Kindern angegeben. Die hier erwähnten Normbereiche stammen aus folgenden Quellen: *Labor für Laboratoriumsmedizin und Pathobiochemie* (Charité-Universitätsmedizin Berlin), Hagemann Olav (2004), Laborlexikon (ISSN 1860-966X) sowie von der Internetseite https://www.med4you.at/. Bitte beachten Sie, dass jedes Labor individuelle Messprinzipien und Methoden anwendet, deshalb ist es gut möglich, dass auf Ihrem Laborausdruck ein anderer Normbereich steht, als dieser in diesem Buch angegeben wurde. Im Zweifelsfall fragen Sie Ihren behandelnden Arzt.

Wir wünschen Ihnen viel Vergnügen beim Lesen dieses Buches.

Nico Laur und Atilla Duyar

1 GRUNDLAGEN

DIE ANATOMIE DES MENSCHEN

Um Blutwerte besser verstehen zu können, brauchen wir als Allererstes grundlegende Informationen über den Aufbau des menschlichen Körpers. Menschen bestehen hauptsächlich aus Zellen, Milliarden von Zellen, die zusammen Organe beziehungsweise ganze Organsysteme bilden, welche die Struktur und den Aufbau des menschlichen Körpers ausmachen. Unser Körper ist das reinste chemische Labor. In jeder einzelnen Zelle laufen tagtäglich Tausende verschiedener biochemischer Prozesse ab, die dem Erhalt unserer Gesundheit und unseres Wohlbefindens dienen. Dabei findet ein regelrechter Informationsfluss statt. Zellen tauschen sich mithilfe sogenannter Botenstoffe aus und können über Nervenleitungen kommunizieren.

Die genaue Kenntnis der gesunden Funktion (Physiologie) und Anatomie des Menschen ist eine unabdingbare Voraussetzung, um krankhafte (pathologische) Veränderungen im Zusammenhang mit Laborwerten zu erkennen und zu verstehen.

Der Grundbaustein unseres Körpers ist die Zelle. Eine Zelle kann als eigenständiger Organismus in Form kleinster Lebewesen, den sogenannten Einzellern (Amöben oder Geißeltierchen), auftreten. In unserem Körper sind die

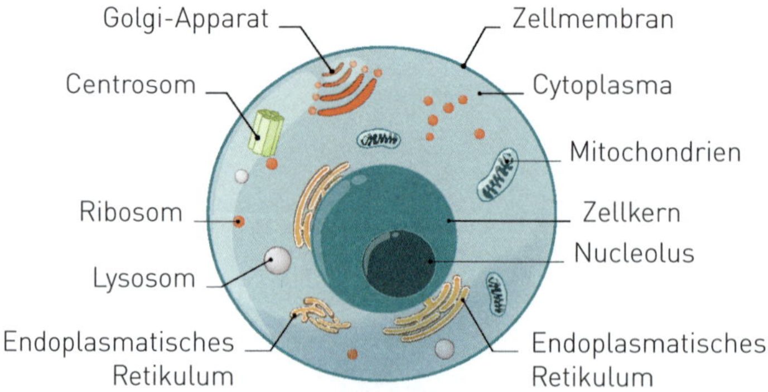

Diese schematische Darstellung zeigt eine menschliche Zelle.

Zellen zwar keine eigenständigen Lebewesen, allerdings würden wir Menschen ohne Zellen nicht existieren können. Eine Zelle besteht aus unterschiedlichen Komponenten, wie in der obigen Darstellung zu sehen ist.

- Endoplasmatisches Retikulum: Produktionsort unterschiedlicher Substanzen wie Fette und Hormone
- Zellmembran: Trennung der Zellinnenwelt von der Außenwelt, Stützfunktion der Zelle
- Zellkern: Lagerung der Erbinformation, Steuerzentrale der Zelle
- Cytoplasma: Umgebung des Zellkerns
- Mitochondrien: Ort der Energiegewinnung, Kraftwerk der Zelle
- Golgi-Apparat: Sortierung und Modifizierung von Proteinen
- Lysosom: Transport spezifischer Enzyme aus der Zelle heraus, innerer Zellverdauungsapparat

Nicht alle Zellen in unserem Körper ähneln einander. Zellen weisen untereinander gravierende Unterschiede auf. Die Zellen des Herzens müssen andere Aufgaben als die Zellen des Gehirns übernehmen. Zellen haben somit die unterschiedlichsten Aufgaben in unserem Körper. Sammeln und vereinigen sich viele gleichartige Zellen zu einem Verbund, spricht man von einem **Gewebe**.

Gewebe sind Zellverbände, die aus annähernd gleichartig differenzierten Zellen bestehen. Das heißt, viele ähnliche Zellen formieren sich zu einer nächsthöheren Einheit, den sogenannten Geweben. Dabei übernehmen diese meist identische Aufgaben. Sicherlich haben Sie dieses Wort schon einmal im Zusammenhang mit Muskel-, Fett- oder Nervengewebe gehört.

Organe sind Teile des menschlichen Körpers, die aus verschiedenen gleichartigen Geweben zusammengesetzt auftreten. Diese bilden eine funktionelle Einheit. Die wichtigsten und bekanntesten Beispiele für Organe sind Herz, Lunge, Leber, Nieren und der Magen. Die folgende Abbildung zeigt Ihnen die Lage der wichtigsten Organe im menschlichen Körper.

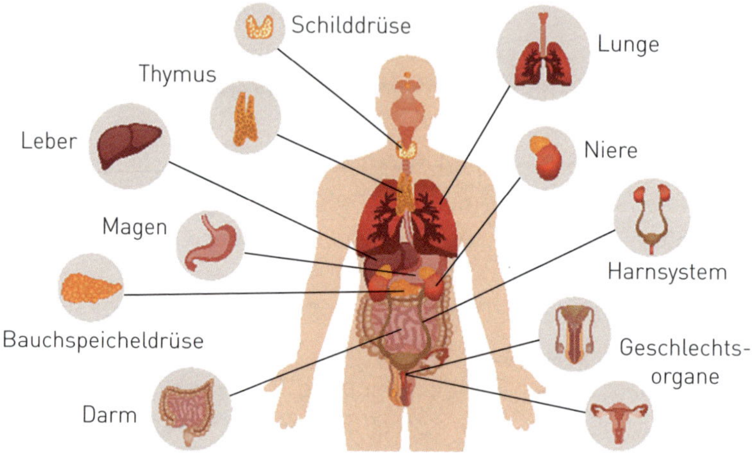

Die Organe des menschlichen Körpers bilden eine funktionelle Einheit.

Eine letzte Steigerung stellen die **Organsysteme** dar. Hierbei spricht der Mediziner von Funktionseinheiten, die aus mehreren Organen bestehen und geordnet zusammenarbeiten. Ein Paradebeispiel für solch ein Organsystem ist das Verdauungssystem. Dieses besteht aus mehreren Organen wie Mund, Rachen, Speiseröhre, Magen, Darm, Bauchspeicheldrüse und Leber, die ununterbrochen zusammenarbeiten. In der nachfolgenden Tabelle haben wir Ihnen weitere wichtige Organsysteme des menschlichen Körpers und dessen Aufgaben zusammengestellt. Weitere detailliertere Informationen über die jeweiligen Organe, deren Anatomie und Physiologie sowie die entsprechenden möglichen Laboranalysen werden in den einzelnen Kapiteln (ab Seite 61) näher beschrieben.

Wichtige Organsysteme des Körpers und ihre Aufgaben

Organsystem	Bestandteile	Aufgaben
Abwehrsystem	• Lymphgefäße • Lymphknoten • Milz • Mandeln • Thymus	Abwehr und Beseitigung von Krankheitserregern (Bakterien, Viren, Pilze, Parasiten) und Fremdstoffen
Atmungssystem	• Kehlkopf • Nase • Rachen • Luftröhre • Bronchien • Lunge	Gasaustausch
Bewegungsapparat	• Knochen • Knorpel • Sehnen • Bänder • Muskulatur	Stabilisierung des Körpers, Zusammenhalt einzelner Körpersegmente, verantwortlich für Bewegungsabläufe
Geschlechtsorgane	• Männliche Geschlechtsorgane • Weibliche Geschlechtsorgane	Fortpflanzung
Harnsystem	• Nieren • Harnleiter • Harnblase • Harnröhre	Säure-Basen-Haushalt, Wasser- und Salz-Haushalt
Hautsystem	• (Haut-)Zellen	Schutz vor äußeren Einflüssen
Herz-Kreislauf-System	• Herz • Blutgefäße	Sauerstoff-, Nährstoff- und Blutversorgung des gesamten Körpers

Hormonsystem	• Hirnanhangsdrüse • Schilddrüse • Bauchspeicheldrüse • Zirbeldrüse • Nebennieren	Verantwortlich für Körper- und Stoffwechselfunktionen
Nervensystem	• Gehirn • Rückenmark	Verarbeitung und Weiterleitung von Reizen
Verdauungssystem	• Mund • Rachen • Speiseröhre • Magen • Darm • Bauchspeicheldrüse • Leber	Nahrungsaufnahme, Zerkleinerung der Nahrung und Zerlegung der Nahrung in einzelne Bestandteile, Ausscheidung

WELCHES MATERIAL KANN UNTERSUCHT WERDEN?

Für eine solide Laboruntersuchung werden in erster Linie Körperflüssigkeiten zur Untersuchung herangezogen. Durch diese wird schätzungsweise jede dritte medizinische Diagnose gefestigt. Als Untersuchungsmaterial eignet sich neben Blut auch Urin, Stuhl, Speichel, schleimiger Auswurf, Sperma und Liquor sowie zahlreiche andere Arten von Körperflüssigkeiten.

Blut: In den fünf bis sechs Litern Blut, das durch unsere Adern fließt, befinden sich Milliarden von roten (Erythrozyten) und weißen (Leukozyten) Blutkörperchen sowie Blutplättchen (Thrombozyten). Diese unterscheiden sich in Form, Farbe, Größe, Gestalt und vor allem unterscheiden sich diese Zellen in ihren Funktionen. Jeder dieser unterschiedlichen Zelltypen übernimmt unterschiedliche Aufgaben im Körper. Sie transportieren Sauerstoff und Nährstoffe, sie übernehmen Abwehraufgaben und kämpfen gegen Eindringlinge, wie zum Beispiel Bakterien oder Viren. Die Thrombozyten zum Beispiel reparieren Defekte in unseren Blutgefäßen und sorgen somit für einen Verschluss von blutenden Wunden. Anhand labordiagnostischer Untersuchungen können Veränderungen der Anzahl, Form und Gestalt der verschiedenen Zelltypen dem Therapeuten bereits erste Hinweise auf eine bevorstehende oder bereits vorliegende Erkrankung liefern.

Urin: Schon um etwa 500 vor Christus untersuchten griechische Ärzte den Urin ihrer Patienten, indem sie diesen tranken. Schmeckte der Urin süßlich, so wurde die Diagnose Diabetes gestellt. Doch was die Ärzte von damals nicht wussten: Urin hat eine viel weitreichendere medizinische Aussagekraft. In den zwei bis drei Litern, die wir täglich ausscheiden, werden neben Abfallprodukten des Stoffwechsels auch Zellen und Zellbestandteile sowie über die Niere gefilterte Schadstoffe ausgespült. Aus diesem Grund geben Urinuntersuchungen in erster Linie Hinweise auf Störungen bestimmter Organsysteme (Niere, Harnleiter, Harnröhre, Blase) sowie Stoffwechselstörungen und Infektionen.

Stuhl: Aus der Untersuchung des Stuhls, auch *faeces* genannt, können Rückschlüsse auf akute sowie chronische Organstörungen gezogen werden. Unser Stuhl besteht nicht nur aus unverdauten Nahrungsresten. Er enthält Darmsekrete, Enzyme und Proteine (Eiweiße), Mineralstoffe, Gallenflüssigkeit, abgestorbene Zellen sowie Abermillionen unterschiedlichster Bakterien. Jedoch müssen diese Bakterien nicht unbedingt schädlich für unseren Körper sein. Im Gegenteil: Eine Vielzahl der im Darm enthaltenen Bakterien benötigen wir für unsere normale Verdauung. Eine gestörte Darmflora kann Krankheiten verursachen. Stuhluntersuchungen auf krankheitserregende Bakterien, Viren, Pilze und/oder Parasiten, die als Ursache für Erkrankungen des Verdauungstraktes vermutet werden, können in erster Linie mit einer solchen Untersuchung geklärt werden.

Speichel: Unser Speichel wird in den Speicheldrüsen gebildet. Im täglich bis zu zwei Litern produzierten Sekret befinden sich neben Abwehrzellen auch Eiweiße und Hormone. Im medizinischen Labor werden Speicheluntersuchungen vorwiegend zur Bestimmung eines bestimmten Hormonstatus herangezogen. Im forensischen Laboratorium dient die Speicheluntersuchung einem anderen Zweck. Dort wird den im Speichel enthaltenen Zellen DNA entnommen und diese anschließend für molekularbiologische/kriminalistische Zwecke verwendet.

Sputum: Bei Sputum handelt es sich um einen zähflüssigen Lungenschleim, der durch Abhusten gewonnen wird. Dieser gibt dem Arzt Auskünfte über vorliegende Erkrankungen der Bronchien oder der Lunge, unter anderem über eine Lungenentzündung oder eine infektiöse Lungenschädigung wie zum Beispiel bei einer bakteriell verursachten Tuberkulose.

Sperma: Sperma dient in erster Linie der männlichen Fruchtbarkeitsuntersuchung. Aber es kann auch Hinweise auf Erkrankungen der Hoden sowie der Prostata liefern. Auch gibt es Paare, die keinen Kinderwunsch mehr haben und sich der Mann einer Vasektomie unterzogen hat. Dies ist ein kleiner operativer Eingriff, bei dem der Samenleiter durchtrennt wurde und keine Spermien mehr ins Ejakulat gelangen können. Eine Spermaprobe dient in solch einem Fall als Kontrolle, ob die Operation erfolgreich war.

Liquor: Eine weitere Bezeichnung für Liquor ist Gehirnwasser oder Nervenwasser. Dieses dient unserem Gehirn und Rückenmark als eine Art Polsterung. Eine Liquor-Entnahme empfinden die meisten Menschen als extrem unangenehm. Hierbei wird eine feine Hohlnadel in den Wirbelkanal auf Höhe des dritten und vierten Lendenwirbels eingeführt und der Liquor tropfenweise mit einem sterilen Gefäß aufgefangen. Liquor wird bei Verdacht auf eine entzündliche Erkrankung der Hirnhäute (Meningitis) oder bei Verdacht auf eine entzündliche Erkrankung des zentralen Nervensystems (Multiple Sklerose) entnommen. Hierbei spielen die Veränderung der Farbe, das Vorkommen von Entzündungszellen, Bakterien, Viren sowie das Vorhandensein von

Eiweißen und Kohlenhydraten eine entscheidende Rolle in der labormedizinischen Diagnostik.

Knochenmark: Die Untersuchung des Knochenmarks erfolgt bei Verdacht einer Blutbildungsstörung, wie zum Beispiel Blutkrebs (Leukämie). Im Knochenmark reifen die Vorläuferzellen unserer Blutzellen heran. Erst wenn diese einen gewissen Reifungsgrad erlangt haben, werden sie in unsere Gefäße abgegeben. Da Knochenmark nicht einfach zu gewinnen ist, wird es mithilfe einer kleinen Operation am Brustbein oder am Beckenkamm entnommen. Hierzu wird unter Betäubung eine dickere Hohlnadel in den markhaltigen Knochen geführt und das Knochenmark mit einer Spritze abgesaugt. Im Labor werden diese Proben mit speziellen Farbstoffen angefärbt und von Fachleuten (Hämatologen) unter dem Mikroskop betrachtet.

Im medizinischen Labor können noch zahlreiche weitere Körperflüssigkeiten, unter anderem Magensaft, diverse Abstriche, Abschabungen oder gar ganze Organe untersucht werden. Täglich sind Wissenschaftler auf der Suche nach neuen Untersuchungsmethoden, die dem behandelnden Arzt Auskünfte über eventuell vorliegende Erkrankungen liefern können.

NUTZEN VON LABORWERTEN

Grundsätzlich zieht Ihr Therapeut einen Laborwert zur Diagnosefindung heran. Jedoch dient ein Laborwert auch der Prognose des Krankheitsverlaufs und der Kontrolle während einer laufenden Therapie.

Für die Diagnose: Laborwerte werden genutzt, um zum Beispiel Erkrankungen frühzeitig zu erkennen. Außerdem dienen sie der Beurteilung von Risikofaktoren, dem Nachweis oder Ausschluss von Krankheiten und der Ermittlung von Ursachen sowie der Klassifikation beziehungsweise Einteilung von Krankheiten und Krankheitsstadien. Schätzungsweise wird jede dritte Diagnose rein anhand von Laborwerten gestellt und gefestigt.

Für die Prognose: Laborwerte können helfen, eine für eine Krankheit bestimmte Therapie einzuleiten beziehungsweise zu beurteilen. Außerdem bieten sie die Möglichkeit, so den Verlauf einer Erkrankung klar darzustellen.

Für die Therapiekontrolle: Liegt beispielsweise eine Entzündung vor, so steigen in unserem Blut bestimmte Entzündungsparameter an. Aufgrund der körperlichen Symptomatik und der vorliegenden Laboranalyse beginnt Ihr Therapeut eine entsprechende Therapie. War diese Therapie erfolgreich, so sollten sich die Laborwerte und die Symptomatik des Patienten bessern. Ist dies nicht der Fall, muss der behandelnde Arzt oder Therapeut seine Therapie noch einmal überdenken und auf alternative Anwendungen zurückgreifen.

EINFLUSSFAKTOREN AUF UNSERE BLUTWERTE

Sie als Patient haben einen relativ großen Einfluss auf die meisten Ihrer Laborwerte. Dies fängt bereits mit den korrekten Angaben bei der Anamnese durch Ihren Therapeuten an. Wichtig ist dabei, dass Sie diesem alles erzählen, was er wissen möchte und wissen muss. Eventuell nehmen Sie Medikamente ein, die Ihre Laborwerte verändern? Oder eventuell nehmen Sie sogar Ihre verschriebene Medikation zur Besserung Ihrer Symptomatik nicht ein? Sogar Ihre Ernährung hat einen enormen Einfluss auf Ihre Laborwerte. »Sport ist Mord« ist ein bekanntes deutsches Sprichwort. In Bezug auf gewisse Laborwerte ist dies sogar korrekt. Kraftsportler, wie zum Beispiel Bodybuilder, haben extrem hohe Werte des Enzyms Creatinkinase. Sieht der Arzt oder Therapeut zum ersten Mal diesen erhöhten Wert, so sollten bei ihm alle Alarmglocken läuten. Denn dieser Wert steigt auch bei einem Herzinfarkt oder bei einer Herzmuskelschädigung dramatisch an. Zum Glück gibt es weitere Laborparameter, die eine solche Schädigung oder einen Infarkt ausschließen oder eventuell sogar bestätigen können. Ihr Therapeut sollte sich also im Idealfall vor der Blutentnahme mit Ihnen unterhalten. Aber welche Faktoren können nun Einfluss auf die Laborwerte nehmen?

Population: Nicht nur von Labor zu Labor unterscheiden sich die Laborwerte, auch in der Bevölkerung sind Unterschiede bekannt. So haben beispielsweise Europäer andere Laborwerte in Bezug auf weiße Blutkörperchen als Menschen afrikanischer Herkunft. Bei Asiaten ist bekannt, dass diese im Vergleich zu Europäern vermehrt laktoseintolerant sind. Ihnen fehlt vermehrt das Enzym Laktase, das in der Lage ist, die in der Milch enthaltene Laktose zu spalten.

Geschlecht: Anhand mancher Laborparameter lässt sich, ohne den Menschen jemals zu Gesicht bekommen zu haben, feststellen, ob es sich um einen Mann oder um eine Frau handelt. Oftmals haben Männer und Frauen unterschiedliche Laborwerte, wie zum Beispiel bei der bereits erwähnten Creatinkinase. Für gewöhnlich verfügen Männer über einen höheren Muskelanteil als Frauen. Deshalb liegen bei Männern die Werte der Creatinkinase meist höher als bei Frauen.

Schwangerschaft: Auch Schwangerschaften haben Einfluss auf Ihr Blut und Ihre Laborparameter. Die Blutsenkungsgeschwindigkeit (Absinkgeschwindigkeit der roten Blutkörperchen in einem Blutröhrchen) kann bis um das Fünffache verlängert sein im Vergleich zu nicht Schwangeren, von den Hormonumstellungen ganz zu schweigen.

Lebensalter: Mit zunehmendem Alter verändern sich bei Männern und Frauen nicht nur die Größe und das Aussehen, sondern auch deren Laborwerte. Knochenbrüche heilen langsamer aufgrund der verringerten Aktivität eines wichtigen Knochenstoffwechsel-Parameters, der sogenannten Alkalischen Phosphatase, und der Cholesterinspiegel steigt alle zehn Jahre um schätzungsweise fünf Prozent an. Viele Labore unterteilen deshalb ihre Normbereiche in Bereiche für Säuglinge, Kinder, Jugendliche und Erwachsene.

Drogen- und Alkoholkonsum: Wer über einen längeren Zeitraum hinweg Drogen konsumiert, läuft Gefahr, nicht nur sein Leben, sondern auch seine Laborwerte negativ zu beeinflussen. Von manchen Drogen ist bekannt, dass diese Einfluss auf den Harnstoff-, Insulin-, Glukose- und Elektrolytspiegel haben. Chronischer Alkoholkonsum führt zu einer negativen Beeinflussung der Leberwerte.

Rauchen: Zu Recht findet man auf jeder Zigarettenpackung Warnhinweise in Bezug auf Nikotinkonsum. Raucher haben erhöhte Leukozytenwerte. Auch bestimmte Tumormarker wie CEA (Carcinoembryonales Antigen) können durch den Zigarettenrauch stimuliert und dadurch fälschlicherweise erhöht in Ihrem Blut gemessen werden.

Körperliche Aktivität: Körperliche Aktivität kann im Vergleich zum Ruhezustand Ihre Laborwerte beeinflussen. Körperliche Aktivität steigert auch die Ausschüttung einiger Leberwerte. Albumin zum Beispiel transportiert die für das Zellgleichgewicht notwendigen Elektrolyte, die durch körperliche Aktivität in Form von Schwitzen ausgeschieden werden. Daneben haben Sie sicherlich selbst schon einmal bemerkt, dass sich Ihr Puls und Ihr Blutdruck in stressigen und hektischen Situationen anders verhalten als in ruhigen Situationen. Stress kann nicht nur unsere Psyche stark beeinflussen, sondern auch einen großen Einfluss auf unsere Körperfunktionen und unsere Laborwerte haben. Durch Stress werden vermehrt Stresshormone wie Adrenalin, Noradrenalin oder Cortisol ausgeschüttet.

Körperlage: Je nachdem, ob Sie sitzen oder liegen, verteilt sich Ihr Körperwasser unterschiedlich. Dies kann Einfluss auf die Bestimmung einiger Laborparameter wie beispielsweise der Eiweiße oder an Eiweiße gebundene Substanzen haben. Fragen Sie zur Sicherheit Ihren Arzt.

Kaffee: Schon der Konsum von zwei bis vier Tassen Kaffee pro Tag kann Einfluss auf gewisse Laborparameter haben. Das im Kaffee enthaltene Koffein fördert die Ausschüttung einiger Stresshormone wie Cortisol, Adrenalin und Noradrenalin. Auch andere Laborwerte, wie beispielsweise Schilddrüsenwerte, kann das Koffein beeinflussen.

Ernährung: Auch die Ernährung hat einen Einfluss auf Ihre Laborwerte. Meist werden Sie aufgefordert, zur Blutentnahme nüchtern zu erscheinen. Damit ist nicht gemeint, dass Sie vorher keinen Alkohol trinken sollen (siehe oben). Damit ist lediglich gemeint, dass Sie nichts frühstücken sollen. Ihre Verdauung sollte möglichst nicht angeregt werden, denn ausgiebiges Essen könnte Ihre Laborwerte um bis zu 40 Prozent beeinflussen. Auch Fasten führt zu einer Veränderung Ihrer Laborwerte.

Biologischer Rhythmus: Laborwerte können je nach Wetterlage schwanken. Von Vitamin D ist bekannt, dass der Körper dieses mithilfe von UV-Strahlung selbst produzieren kann. An kalten, düsteren Wintertagen leidet ein Großteil der Bevölkerung an einem Vitamin-D-Mangel, weil die Haut nicht genügend dieser notwendigen UV-Strahlung bekommt.

2 DER BLUT-CHECK-UP

Ihnen fehlt absolut nichts und Sie fühlen sich topfit? Warum kann eine Blutuntersuchung dennoch nötig sein? Die Antwort ist ganz einfach. Viele Krankheiten beginnen schleichend und häufig unauffällig. Dennoch können ernsthafte und schwerwiegende Erkrankungen entstehen. Zum Beispiel kann ein dauerhaft erhöhter Blutdruck oder ein erhöhter Blutfettwert zu Herz-Kreislauf-Erkrankungen wie Herzinfarkt oder Schlaganfall führen. Mithilfe sogenannter Früherkennungsuntersuchungen wie dem Blut-Check-up oder Blut-Screening lassen sich Risiken frühzeitig erkennen, sodass Beschwerden erst gar nicht auftreten. Man versteht darunter eine regelmäßige Überprüfung des eigenen Blutes auf mögliche Unstimmigkeiten oder gar Krankheiten.

Jeder Bundesbürger hat ein Recht auf solch einen regelmäßigen Check-up. Das ist sogar im deutschen Sozialgesetzbuch verankert. Leiden Sie bereits an einer chronischen Erkrankung wie beispielsweise Krebs, Diabetes mellitus, Rheuma oder Ähnlichem, sollten Sie keine Scheu zeigen und sich regelmäßig bei einem Arzt vorstellen. Dieser kann anhand eines Blut-Check-ups die Wirksamkeit seiner verschriebenen Medikamente, seiner angewandten Therapie, oder gar den Krankheitsverlauf einer eventuell vorliegenden Erkrankung beurteilen. Nutzen Sie das Angebot und vereinbaren Sie einen Termin. Als Mitglied einer gesetzlichen Krankenkasse haben Sie Anspruch auf eine ganze Reihe von Vorsorge- und Früherkennungsuntersuchungen.

VOR DER LABORUNTERSUCHUNG

Bevor Ihr Arzt, Therapeut oder Heilpraktiker Ihnen Blut abnimmt und dieses für weitere Untersuchungen ins Labor einsendet, findet ein kurzes Gespräch mit diesem statt: die sogenannte Anamnese. Hierbei werden unter anderem folgende Fragen geklärt:

- Was ist der Grund für Ihren Besuch?
- Welche Beschwerden haben Sie?

- Wie lange haben Sie schon diese Beschwerden?
- Treten noch weitere Symptome auf?
- Gibt es eine familiäre Vorbelastung?

Dies wären typische Fragen, die ein Therapeut im Anamnesegespräch an Sie richten könnte. Nachdem alle Fragen geklärt wurden, gelangt er zu einer sogenannten Verdachtsdiagnose. Diese gilt es nun, mithilfe von Untersuchungen (körperliche Untersuchung, Laboranalytik und so weiter) zu bestätigen. Hierbei stehen Ihrem Arzt oder Therapeuten eine ganze Bandbreite von Untersuchungsmöglichkeiten zur Verfügung. Schätzungsweise wird jede dritte Diagnose ausschließlich anhand von Laboruntersuchungen gestellt. Diese stellen somit ein mächtiges Werkzeug zur Findung der Ursache Ihrer Beschwerden dar. Die Kommunikation zwischen den beteiligten Parteien ist äußerst wichtig und vereinfacht die Arbeitsabläufe, vermeidet Missverständnisse und verhindert sogenannte präanalytische Fehler, also Fehler bei der Analyse der Proben, die durch fehlende oder falsche Informationen zustande kommen.

Denn zu einer zuverlässigen Diagnostik im Labor gehört grundsätzlich die sorgfältige und fachgerechte Durchführung von Probennahme, Lagerung und Transport sowie die Aufarbeitung des gewonnenen Materials. Fehler in einer dieser Phasen sind die häufigste Ursache für falsch bewertete Laborresultate.

PRÄANALYTIK

Was versteht man unter dem Begriff »Präanalytik«? Die Vorsilbe Prä- stammt aus dem Lateinischen und bedeutet so viel wie »vor, voran, voraus«. Man kann also davon ableiten, dass die Präanalytik sämtliche Vorgänge umfasst, die vor der eigentlichen Laboranalytik stattfinden. Die Präanalytik einer Laboruntersuchung besitzt den größten Einfluss auf die Qualität ihrer Ergebnisse. Etwa 60 bis 75 Prozent aller Laborfehler gehen mit einer ungenügenden oder gar falschen Präanalytik einher. Um diese Zahl an Fehlern so niedrig wie nur möglich zu halten, hat die Bundesärztekammer Vorschriften zur genauen Vorgehensweise bei Laboruntersuchungen herausgegeben. Somit ist jedes Labor verpflichtet, ihren Einsendern vorab eine Anleitung zur korrekten Probenentnahme auszuhändigen. Die Präanalytik umfasst folgende Punkte:

- Probengewinnung
- Probenlagerung
- Probentransport
- Probenvorbereitung

PROBENGEWINNUNG

Sicherlich haben Sie schon einmal festgestellt, dass man Ihnen bei einer Blutabnahme mit mehreren verschiedenfarbigen Röhrchen, den sogenannten Monovetten, Blut abgenommen hat. Je nachdem, welche Laboruntersuchung Ihr Therapeut anfordert, benötigt das Labor bestimmtes Material. Für manche Laboruntersuchungen benötigt das Labor Serum, für andere Plasma und für wieder andere Untersuchungen benötigt das Labor Vollblut, die dann in den entsprechenden Farben gekennzeichnet werden müssen. Worin der Unterschied zwischen diesen Begriffen liegt, können Sie ab Seite 25 nachlesen.

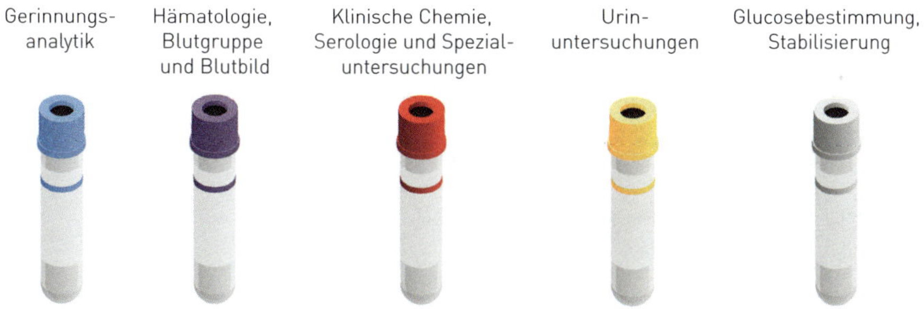

Am Aussehen der Monovetten können Sie erkennen, wofür sie verwendet werden.

ABLAUF EINER BLUTENTNAHME

Die Blutentnahme zählt zu den minimalinvasiven Eingriffen, die jeder Arzt oder Heilpraktiker durchführen darf. Unter minimalinvasiv versteht man an dieser Stelle, dass an Ihnen nur ein kleiner Eingriff in Form eines Nadelstichs vorgenommen wird. Auch bei Operationen spricht man immer wieder von minimalinvasiven Eingriffen, dies sind Eingriffe ohne größere Schnitte.

Eine Blutentnahme dient in erster Linie der Informationsgewinnung über vorliegende oder entstehende Krankheiten oder Mangelerscheinungen. Bei einer Blutentnahme entnehmen der Therapeut oder seine Fachangestellte meist venöses, also sauerstoffarmes Blut aus der Ellenbeuge, da an dieser Stelle die Oberhaut recht dünn ist und die Venen meist gut sichtbar beziehungsweise gut zu ertasten sind. Zuerst legt der Therapeut eine Manschette oder einen Stauschlauch an, sodass sich einerseits das Blut staut, jedoch der Puls noch zu ertasten ist. Hierbei muss darauf geachtet werden, dass die Stauung nicht zu stark ist, denn dies könnte eine Hämolyse, also eine Zerstörung der roten Blutkörperchen, wodurch andere Laborwerte beeinflusst werden, verursachen. Anschließend ertastet der Therapeut die Punktionsstelle und desinfiziert diese gründlich. Eine Blutentnahme erfolgt immer unter keimfreien Bedingungen, um eine Infektion mit Bakterien oder Viren an der Einstichstelle so gering wie möglich zu halten.

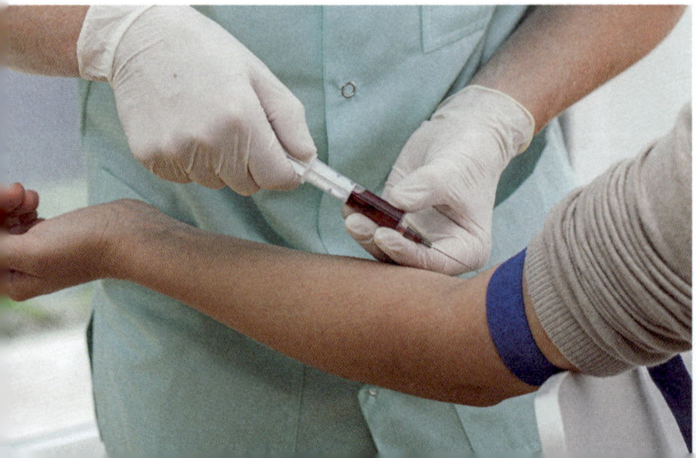

Die Blutentnahme ist ein minimalinvasiver Eingriff.

Dann erfolgt die Blutentnahme. Ist die Nadel in der Vene, steckt der Therapeut die Blutentnahmeröhrchen an die gelegte Kanüle, welche sich sofort mit Blut füllen. Sobald der Blutfluss in die Röhrchen garantiert ist, löst der Therapeut den Stauschlauch oder die Manschette. Sind die Röhrchen genügend gefüllt, löst er diese von der Nadel und schwenkt sie mehrfach kopfüber. Ist die Blutentnahme vollendet, wird die Nadel entfernt und mit einer Kompresse die Einstichstelle fest abgedrückt. Nach etwa einer Minute wird die Kompresse entfernt und die Einstichstelle mit einem Pflaster abgeklebt.

Praxistipp: So vermeiden Sie blaue Flecken nach der Blutentnahme

Sicherlich kennen Sie dieses Bild von den hässlichen oder gar schmerzhaften blauen Flecken nach einer Blutentnahme. Mit einem simplen Trick lassen sich diese ganz einfach vermeiden. Sobald die Blutabnahme vollendet und die Nadel aus der Vene entfernt wurde, drücken Sie fest mit einer Kompresse auf die Einstichstelle und halten dabei gleichzeitig den betroffenen Arm nach oben. Blaue Flecken nach einer Blutentnahme entstehen, da Blut aus der punktierten Stelle in das umliegende Gewebe austreten kann. Durch den Druck der Kompression wird dies verhindert. Wichtig dabei ist, dass der Arm höher als das Herz gehalten wird. Dadurch verändert sich ebenfalls der Druck in der punktierten Vene und blaue Flecken werden vermieden. Halten Sie den Arm für etwa zwei Minuten in dieser Position.

BLUTPLASMA UND BLUTSERUM

Schon im Jahr 1906 sagte Rudolf Steiner Folgendes: »Blut ist ein ganz besonderer Saft.« Auch heute noch stimmt diese Aussage, denn Blut ist wirklich ein ganz besonderer Saft, anhand dessen man viele Krankheiten erkennen und deuten kann. Es besteht zu etwa gleichen Teilen aus flüssigen und festen Bestandteilen. Genauer gesagt besteht unser Blut zu 58 Prozent aus einem flüssigen Anteil, dem Blutplasma, und zu 42 Prozent aus festen Anteilen, den Blutzellen. Je nachdem, was der Therapeut im Labor untersuchen möchte, muss das Blut besonders aufgearbeitet werden. Mal spricht man von Serum und mal von Plasma. Doch wo liegt eigentlich der Unterschied? Rein optisch kann man Serum von Plasma nicht unterscheiden. Um diese Frage zu beantworten, wird es nun etwas komplizierter, denn außer den flüssigen und festen Anteilen im Blut gibt es noch unzählige weitere Substanzen, die in unserem Blut schwimmen. Einige Zellen sowie kleine Eiweißmoleküle, sind für den Schutz vor Blutverlust (Blutgerinnung) verantwortlich. Diese Zellen nennt man Thrombozyten, sie sind in ständigem Kontakt mit den sogenannten Gerinnungsfaktoren. Darunter versteht man kleine Eiweißmoleküle die ununterbrochen mit den Thrombozyten kommunizieren und diesen sagen, wann sich die Thrombozyten um einen Defekt zu kümmern haben.

Thrombozyten sind Zellen, die ihre natürliche Umgebung, die Blutgefäße, gewohnt sind. Durch eine Blutabnahme wird das Blut in eine Blut-Monovette überführt. Dadurch kommen die Thrombozyten in Kontakt mit einer ihnen fremden Umgebung. Die Gerinnungsfaktoren kommunizieren mit den Thrombozyten und die Blutgerinnung wird gestartet. Durch diese aktivierte Gerinnung werden die Gerinnungsfaktoren aufgebraucht. Dies bedeutet, dass nach einer vollzogenen Gerinnung diese Eiweißmoleküle aufgebraucht werden und somit nicht mehr vorhanden sind.

Zentrifugiert man diese Blutprobe im Labor, so gelangt man an den flüssigen Anteil im Blut. Da die Gerinnung bereits vollendet und abgeschlossen ist und somit keine Gerinnungsfaktoren mehr in der Blutprobe enthalten sind, spricht der Fachmann von Serum.

In manchen Blut-Monovetten befindet sich bereits eine spezielle Flüssigkeit, welche die Kommunikation zwischen den Gerinnungsfaktoren und den Thrombozyten verhindert. Es kommt also nie zu einer aktivierten Gerinnung. Zentrifugiert man diese Blut-Monovette im Labor, so erhält man ebenfalls einen gelblich klaren Überstand, welcher optisch nicht von einer Serumprobe zu unterscheiden ist. Jedoch sind in dieser noch alle Gerinnungsfaktoren in aktiver Form enthalten. In diesem Fall spricht man von Plasma.

NORMBEREICH UND REFERENZBEREICHE

Wenn Sie sich Ihren Laborbefund einmal genau ansehen, stellen Sie fest, dass hinter jedem Resultat ein Normbereich angegeben ist. Ihr Therapeut spricht manchmal auch von einem Referenzbereich. Diese beiden Wörter können als Synonyme verwendet werden und definieren einen bestimmten Bereich, indem sich Ihr Laborwert im Idealfall befinden sollte. Ihr Laborwert kann aber auch über oder unter dem Normbereich liegen. Dann gilt es, auf jeden Fall genauer hinzusehen.

Jedoch sollte Ihnen auch bewusst sein, dass ein Laborwert, der über oder unter dem Normbereich liegt, nicht unbedingt etwas Schlechtes zu bedeuten hat. Denn ein Normwert bezeichnet lediglich einen Durchschnittswert, der bei 95 Prozent gesunder Menschen aus einer vergleichbaren Gruppe ermittelt wurde.

Sind Normbereiche immer gleich?

Normbereiche unterscheiden sich häufig von Land zu Land. Sogar von Labor zu Labor können unterschiedliche Normbereiche auftreten. Dies liegt daran, dass jedes Labor unterschiedliche Testsysteme von unterschiedlichen Herstellern oder eben auch unterschiedliche Chemikalien von unterschiedlichen Herstellern zur Bestimmung der einzelnen Laborwerte bezieht. Sicherlich ist Ihnen auch bereits aufgefallen, dass jeder Laborparameter in einer anderen Einheit bestimmt wird.

Im Jahr 2003 stellte die IFCC (International Federation of Clinical Chemistry) eine neue Norm auf, nach der alle zu bestimmenden Enzyme nur noch einheitlich bei 37 Grad Celsius (Körpertemperatur) gemessen werden dürfen. Vor dem Jahr 2003 konnte jedes Labor selbst entscheiden, bei welcher Temperatur es die gewünschten Enzyme untersuchen möchte. Sie können sich sicherlich denken, was dies bedeutet hat. Ihr Therapeut hat Ihre Leberwerte in Labor A bestimmen lassen. Sie haben sich entschieden, Ihren Hausarzt zu wechseln, und dieser hat Ihnen ebenfalls noch einmal Blut entnommen und dieses zu Labor B gesendet. Labor A bestimmt die Leberenzyme bei 25 Grad Celsius, Labor B bei 37 Grad Celsius. Das hat zur Folge, dass unterschiedliche Laborergebnisse vorliegen. Diese Abweichungen hatten dementsprechend einen enormen Einfluss auf die Diagnosefindung. Zum Glück konnten durch diese Standardisierungsprozesse solche enormen Analysedifferenzen eliminiert werden.

Darüber hinaus haben Alter, Geschlecht, Gewicht, Ernährung, Lebensweise und teilweise sogar die Psyche Einfluss auf Ihre Laborwerte. Hier kann das »Weißkittel-Syndrom« zum Tragen kommen. Dabei handelt es sich um eine häufig auftretende psychische Erkrankung, die nur in Anwesenheit von Ärzten oder Therapeuten auftritt. Patienten, die unter diesem Syndrom leiden, führen für gewöhnlich ein normales und sorgenfreies Leben. Erst in Gegenwart eines kitteltragenden Arztes bricht die Krankheit aus. Die Patienten beginnen zu zittern und zu schwitzen. Puls und Blutdruck sowie Adrenalin steigen. Sobald die Patienten die Praxis verlassen haben, normalisiert sich alles wieder. Betroffenen wird empfohlen, ihren Puls und Blutdruck bereits vorab zu Hause zu messen.

Einheiten von Laborparametern

g/dl = Gramm pro Deziliter: 1 Gramm pro 100 Milliliter
mg/dl = Milligramm pro Deziliter: 1 Tausendstel Gramm pro 100 Milliliter
µg/dl = Mikrogramm pro Deziliter: 1 Millionstel Gramm pro 100 Milliliter
ng/dl = Nanogramm pro Milliliter: 1 Milliardstel Gramm pro Milliliter

Auch ist es so, dass Laborwerte für Frauen und Männer in unterschiedlichen Normbereichen angegeben werden. Dies ist notwendig, da Männer meist aufgrund ihres breiteren und muskulöseren Körperbaus und Frauen aufgrund ihres Hormonhaushaltes große Differenzen aufweisen. Sogar die Normbereiche von Babys und Kleinkindern unterscheiden sich voneinander.

LABORBEFUND

Wie sieht ein gewöhnlicher Laborbefund aus? Jedes Labor erstellt seinen eigenen Befund, dennoch gibt es einige Gemeinsamkeiten. Im Folgenden finden Sie die beispielhafte Darstellung eines gängigen Befundes. Diese sind von Praxis zu Praxis und von Labor zu Labor sehr unterschiedlich aufgebaut. Hinter jedem bestimmten Laborwert befindet sich der Norm- oder Zielbereich. Er gibt an, welchen Spielraum ein Laborwert haben darf. Befindet sich der gemessene Laborwert außerhalb dieses Bereiches, so wird dieser Wert grafisch, in Form von Pfeilen oder einer dickeren Schrift, verdeutlicht.

Für gewöhnlich besteht ein Laborbefund aus den folgenden Komponenten: Name und Adresse des Labors, Ihre persönlichen Angaben wie Name, Vorname, Geburtsdatum sowie Ihre persönlich zugeordnete Labornummer. Natürlich darf auch das Datum nicht fehlen, an dem Ihr Untersuchungsmaterial im Labor eingetroffen ist und wann der Befund erstellt wurde. Zu guter Letzt befindet sich meist am Ende des Laborbefunds eine Information in Form einer Unterschrift, welcher Laborarzt beziehungsweise welcher Laborverantwortliche Ihre Laboruntersuchungen validiert und für in Ordnung befunden hat. Eine Validation bedeutet, dass Ihre Daten noch einmal auf Richtigkeit überprüft worden sind, bevor diese Ihrem behandelnden Arzt weitergeleitet wurden.

Labor Logo

Muster Labor

Musteradresse
Muster-Ort
Muster-Telefon
muster@muster-Labor.de

Laborbefund

Name: Muster Patient
Geburtsdatum: 24.12.2000
Geschlecht: männlich/weiblich
Messdaten-Nr.: 1234567890
Eingangsdatum: 01.01.2016
Entnahmedatum: 01.01.2016

Hämatologie	**Messwert**	**Zielbereich**	**Einheit**
Leukozyten	6.35	4.00 – 10.00	G/L
Erythrozyten	↑ **5.76**	3.50 – 5.50	T/L
Hämoglobin	14.67	11.00 – 18.00	g/dl
Hämatokrit	37.89	35.00 – 55.00	%
MCV	84.00	83.00 – 97.00	fl
MCH	30.02	28.00 – 33.00	g
MCHC	↑ **48.29**	30.00 – 36.00	g/dl
Thrombozyten	177.00	150 – 350	G/L
Klinische Chemie			
Natrium	141	135.00 – 145.00	mmol/L
Kalium	3.7	3.6 – 4.8	mmol/L
Kreatinin	0.78	< 1.3	mg/dl
Glucose	↓ **67**	80 – 100	mg/dl
TSH	1.46	0.4 – 4.0	mU/L

Befund Ende

Validiert durch: ________________

Validiert am: ___________________

Legende: **Fett** = pathol . Wert, H = hämolytisch, L = lipämisch, I = ikterisch, ger. = geronnen, zwm. = zu wenig Material, kp = keine Probe

So ähnlich kann ein Laborbefund aussehen.

Manche Labore haben zur Veranschaulichung eine kleine Grafik hinter dem gemessenen Wert eingefügt, damit jederzeit optisch nachverfolgt werden kann, wo sich der gemessene Wert im Vergleich zu den Normalwerten befindet. In seltenen Fällen kann es passieren, dass für den gewünschten Parameter kein Messwert ermittelt werden konnte. In solch einem Fall steht eine Abkürzung hinter dem betreffenden Laborwert.

Abkürzung wichtiger Laborbemerkungen

H = hämolytisch:	Rote Blutkörperchen sind vermehrt geplatzt, dadurch verfärbt sich das Material rot.
Lip = lipämisch:	Proben, die einen hohen Fettanteil aufweisen, zeigen deshalb eine starke Trübung.
I = ikterisch:	Proben weisen eine starke Verfärbung auf aufgrund erhöhter Gallenfarbstoffe (Bilirubin).
ger = geronnen:	Aufgrund einer mangelhaften Durchmischung im Röhrchen ist das Blut geronnen.
kp = keine Probe:	Das Labor hat kein Material für die Untersuchung erhalten.
zwm. = zu wenig Material:	Für die gewünschte Untersuchung steht nicht genügend Untersuchungsmaterial zur Verfügung.

3 DAS BLUTBILD

Bei einem Blutbild handelt es sich um die labormedizinische Untersuchung des Blutes, genauer gesagt, um eine Untersuchung der Blutzellen. Fordert Ihr Therapeut ein Blutbild an, so überprüft er damit die festen Bestandteile des Blutes, die verschiedenen Zellen.

- Rote Blutkörperchen (Erythrozyten)
- Weiße Blutkörperchen (Leukozyten)
- Blutplättchen (Thrombozyten)

Der Laborfachmann kann diese unterschiedlichen Zellen nicht nur zählen und unterscheiden, er kann auch ganz genau bestimmen, was die einzelnen Aufgaben dieser Zellen sind. Dies ist besonders bei einer krankhaften Entartung der weißen Blutkörperchen, der Leukämie, von entscheidender Bedeutung. Der Therapeut unterscheidet bei der Bestimmung eines Blutbildes ein »kleines Blutbild« von einem »großen Blutbild«

KLEINES BLUTBILD VS. GROSSES BLUTBILD

Wie es der Name schon vermuten lässt, umfasst das kleine Blutbild weniger Laborparameter als das große Blutbild. Jedoch ist Ersteres deshalb nicht weniger aussagekräftig. Bei einem kleinen Blutbild werden folgende Laborparameter bestimmt.

- Form und Anzahl der roten Blutkörperchen
- Form und Anzahl der weißen Blutkörperchen
- Anzahl der Blutplättchen
- Zellpackungsvolumen (Hämatokrit), welches den Anteil aller Blutbestandteile im Gesamtblut angibt
- Menge des roten Blutfarbstoffes (Hämoglobin)

- Verschiedene Tests auf Form und Füllung der roten Blutkörperchen (MCH, MCHC und MCV) mit dem roten Blutfarbstoff (Hämoglobin)

Manchmal kommt es allerdings vor, dass der Arzt noch detailliertere Informationen aus Ihrem Blutbild herauslesen möchte. Bei einem konkreten Verdacht fordert er deshalb ein großes Blutbild an. Dieses beinhaltet zusätzlich zu den Werten des kleinen Blutbildes eine Differenzierung der weißen Blutkörperchen (Leukozyten). Diese lassen sich aufgrund ihrer Form, ihres Aussehens und ihrer Größe und Funktion nochmals unterscheiden. Hierbei unterscheidet man zusätzlich:

- Segment- und stabkernige Granulozyten
- Eosinophile Granulozyten
- Basophile Granulozyten
- Lymphozyten
- Monozyten

Jede dieser Zellpopulationen besitzt unterschiedliche Eigenschaften und hat im Körper unterschiedliche Aufgaben und Funktionen. Doch nun erst einmal langsam. Was bedeuten all diese Fremdwörter wie Erythrozyten, Hämoglobin und Co. überhaupt?

ERYTHROZYTEN

Durch den menschlichen Körper fließen etwa 3,5 bis 5,5 Millionen dieser roten Blutkörperchen pro Mikroliter! Ein Mikroliter ist der millionste Teil eines Liters. Ein Mikroliter entspricht also 0,000001 Liter. Grob geschätzt fließen somit etwa 40 Billionen dieser Zellen durch unsere Gefäße. Die roten Blutkörperchen zählen zu den Transportboten unseres Körpers. Neben Nährstoffen werden die Erythrozyten in der Lunge mit dem lebensnotwendigen Sauerstoff beladen und transportieren diesen in die verschiedenen Organe und Gewebe. Dort findet in den kleinen Kapillaren der Sauerstoffaustausch statt. Die Erythrozyten geben ihren Sauerstoff ab und werden mit Kohlendioxid beladen. Diesen transportieren sie zurück zur Lunge, wo anschließend das ganze Szenario von vorn beginnt. Die roten Blutkörperchen werden im Knochenmark des Brustbeins, der Hüftknochen und in den großen Röhrenknochen aus ihren Vorläuferzellen – den hämatopoetischen Stammzellen – gebildet. Wissenschaftler errechneten, dass pro Sekunde etwa 2,5 Millionen dieser Zellen gebildet werden. Ein Tag hat 86 400 Sekunden (24 Stunden). Sie können sich selbst ausrechnen, wie viele dieser Zellen Sie an einem einzigen Tag produzieren. Wenn irgendjemand Ihnen also das nächste Mal sagt, Sie hätten heute nichts getan, dann können Sie getrost antworten, dass Sie heute fleißig rote Blutkörperchen produziert haben. Um diese enorme Menge an roten Blutzellen herzustellen, benötigt der Körper Baustoffe in Form von Spurenelementen und Vitaminen wie Eisen, Vitamin B_{12} und Folsäure.

Leider leben unsere Erythrozyten nur etwa 120 Tage. Danach geben diese ihre Funktionen auf und wandern – vorwiegend – in die Milz, eines der wichtigsten lymphatischen Organe in unserem Körper, wo sie in ihre Einzelbestandteile zersetzt, abgebaut und recycelt werden. Weicht die Anzahl der Erythrozyten im Blut nun von den Normwerten ab, kann das verschiedene Ursachen haben.

Die roten Blutkörperchen transportieren Sauerstoff in das Gewebe und die Organe.

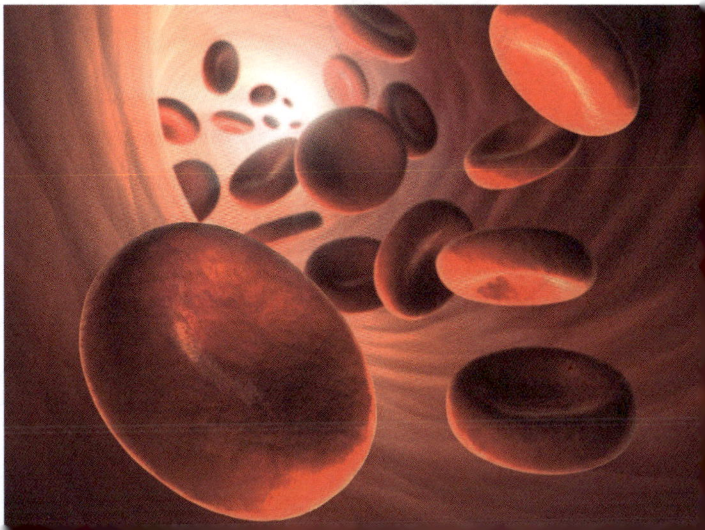

REFERENZBEREICHE ERYTHROZYTEN*	
Frauen	3,9–5,4 Millionen pro Mikroliter
Männer	4,6–6,2 Millionen pro Mikroliter

Ursachen einer Erhöhung:

- Stress
- Herz-/Lungenerkrankungen
- Knochenmarkserkrankungen
- Flüssigkeitsmangel

Ursachen einer Verringerung:

- Anämie (siehe Seite 212)
- Mangelernährung (siehe Seite 214)
- Blutverluste
- Entzündungen (chronisch)
- Nierenschädigungen

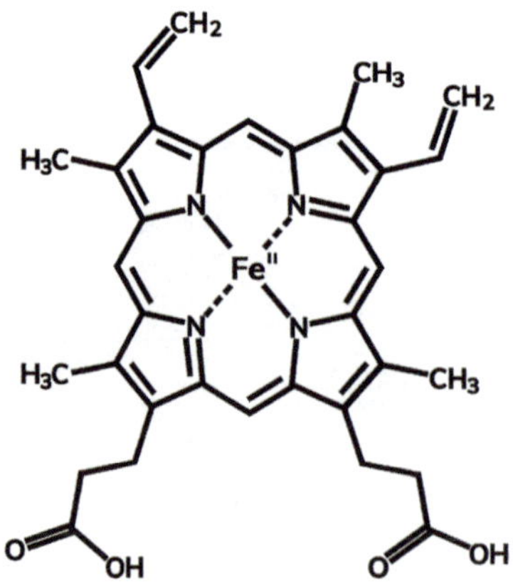

Da die chemische Struktur von Hämoglobin Eisen enthält (Fe), sehen Erythrozyten rot aus.

HÄMOGLOBIN

Das Hämoglobin ist das Protein der Erythrozyten und verantwortlich für die rubinrote Farbe unseres Blutes. Jedes rote Blutkörperchen in unserem Körper trägt schätzungsweise 300 Millionen Hämoglobin-Moleküle in sich. Das Hämoglobin nimmt den Sauerstoff aus der Lunge mit sich und transportiert diesen bis in die hintersten Winkel unseres Körpers. Doch Hämoglobin hat neben seiner Sauerstoff- und Kohlendioxid-Transportfunktion noch eine weitere große Aufgabe: Es ist eines der wichtigsten Puffersysteme unseres Blutes. Durch das Hämoglobin wird der pH-Wert in unserem Blut konstant gehalten. Dies ist besonders wichtig, da einige biochemische Reaktionen in unserem Körper nur bei bestimmten pH-Werten ablaufen können. Das Hämoglobin besteht aus einem Proteinanteil und einem Häm-Anteil, welches ein Eisenmolekül besitzt.

REFERENZBEREICHE HÄMOGLOBIN*	
Frauen	11–15 g/dl
Männer	14–18 g/dl

Ursachen einer Erhöhung:

- Asthma, chronisch obstruktive Lungenerkrankungen (siehe Seite 212)
- Herzinsuffizienz (siehe Seite 213)
- Medikamente
- Rauchen

Ursachen einer Verringerung:

- Anämie
- Blutungen
- Medikamente

Ein erhöhter Hämoglobinwert ist klinisch selten von Bedeutung. Diesem schenkt man nur wenig Aufmerksamkeit. Von enormer Bedeutung sind Werte unterhalb des Normbereichs. Wie bereits erwähnt, haben bestimmte Medikamente einen Einfluss auf den Hämoglobingehalt. Als bekanntestes Beispiel wäre hier Acetylsalicylsäure zu nennen, besser bekannt unter dem Namen Aspirin. Jedoch sollte ebenfalls berücksichtigt werden, dass der Hämoglobinwert gewissen Tagesschwankungen unterliegt. Ihr Arzt oder Therapeut kann Ihnen diesbezüglich genauere Auskünfte geben.

HÄMATOKRIT

Der Hämatokritwert beschreibt das sogenannte Zellpackungsvolumen. Er gibt an, wie viel Prozent die Erythrozyten, bezogen auf das gesamte Blut, ausmachen. Da die roten Blutkörperchen etwa 99 Prozent des Gesamtvolumens der Blutzellen ausmachen, entspricht der Hämatokrit ziemlich genau dem Anteil des Zellvolumens am gesamten Blutvolumen. Daraus lässt sich ableiten: je höher der Wert, desto dickflüssiger ist das Blut. Blut hat für gewöhnlich eine Viskosität von etwa 4:1 im Vergleich zu Wasser.

Der Hämatokrit ist besonders wichtig für die Diagnostik und Verlaufskontrolle einer Blutarmut (Anämie) und bei einem Überschuss an roten Blutkörperchen (Polyglobulie). Ebenfalls wird der Wert bei Dehydrationszuständen (zu wenig Flüssigkeit im Körper) und bei Hyperhydratationszuständen (zu viel Wasser im Körper) herangezogen. Ohne diesen Hämatokritwert lassen sich die Parameter MCHC und MCV nicht errechnen.

REFERENZBEREICHE HÄMATOKRIT*	
Frauen	35–47 %
Männer	40–52 %

Ursachen einer Erhöhung:

- Vermehrung der Erythrozyten
- Zu geringer Wasseranteil im Blut
- Kohlenmonoxid-Vergiftung
- Bestimmte Medikamente

Ursachen einer Verringerung:

- Anämie
- Blutverlust
- Schwangerschaft
- Bestimmte Medikamente

DIE FORM DER ERYTHROZYTEN MCH, MCHC UND MCV

Erythrozyten sind die mengenmäßig am stärksten vertretenen Zellpopulationen im peripheren Blut (Blut, das in unseren Adern fließt). Dabei können sich die Zellen in Form, Farbe und Gestalt erheblich voneinander unterscheiden. Es gibt einige Krankheiten, bei denen die Gestalt der Zellen so verändert ist, dass sich selbst erfahrene Laborfachkräfte schwertun, diese als Erythrozyten zu bezeichnen. Doch für gewöhnlich sind die Erythrozyten runde Scheiben und besitzen eine bikonkave Form. Das heißt, sie sind auf beiden Seiten eingedellt.

Im Laufe ihres Wachstums verlieren diese Zellen irgendwann einmal ihren Zellkern. Nur deshalb ist es möglich, dass diese die eben erwähnte bikonkave Form annehmen konnen. Normale Erythrozyten haben eine Länge von sieben bis acht Mikrometern und eine Dicke von etwa zwei Mikrometern. Da diese Zellen so extrem klein sind, lassen sie sich nicht mit bloßem Auge, sondern nur mithilfe eines Mikroskops sichtbar machen.

Werfen wir nun einen Blick auf folgende Abkürzungen: MCH, MCHC und MCV. Diese Abkürzungen sind errechnete Werte und beschreiben das Verhältnis der Volumina, also der Größe der roten Blutkörperchen zum Hämoglobingehalt, sprich zur Menge an rotem Blutfarbstoff.

MCH

Die Abkürzung steht für den mittleren korpuskulären Hämoglobingehalt und bezeichnet die absolute Menge an Hämoglobin in einem einzelnen Erythrozyten. Vereinfacht gesagt zeigt dieser Wert an, wie gut gefüllt ein einzelner Erythrozyt mit dem roten Blutfarbstoff, dem Hämoglobin, ist.

REFERENZBEREICHE MCH*	
Frauen	26–34 pg
Männer	27–34 pg

Sollte der MCH-Wert erniedrigt sein, so spricht der Therapeut von hypochromen Erythrozyten, dies bedeutet, dass die Zellen zu wenig Hämoglobin in sich tragen. Dies könnte allgemein bei einer Blutarmut oder auch in Fällen von Eisenmangel der Fall sein. Das Gegenteil eines verminderten Wertes wäre ein erhöhter MCH-Wert. Hierbei spricht Ihr Therapeut von hyperchromen Erythrozyten. Erhöhte MCH-Werte sind für gewöhnlich bei Vitamin-B_{12}- oder Folsäuremangel zu finden. Im Idealfall liegt der MCH-Wert genau im Referenzbereich und die Zellen gelten somit als normochrom.

MCHC

Die Abkürzung MCHC steht für die mittlere korpuskuläre Hämoglobinkonzentration und bezieht sich auf die Gesamtheit aller sich im Körper befindenden Erythrozyten. Es stellt die Hämoglobinverteilung in allen diesen Zellen dar.

REFERENZBEREICHE MCHC*	
Frauen	32–36 g/dl
Männer	32–36 g/dl

Der MCHC-Wert gibt dem Therapeuten Aufschluss über die Elastizität oder die Viskosität der roten Blutkörperchen. Da Erythrozyten für den Sauerstoffaustausch im Gewebe zuständig sind, müssen diese an die verwinkeltsten

Orte in unserem Körper gelangen. Je verwinkelter diese Orte werden, desto kleiner werden auch die hinführenden Blutgefäße, die sogenannten Kapillaren. Dort müssen sich die Erythrozyten hindurchquetschen. Hierbei gereicht es den Erythrozyten nun zum Vorteil, dass diese keinen Zellkern mehr besitzen. In Kombination mit einem guten MCHC-Wert können die roten Blutzellen ihre Form so verändern, dass die engen Passagen mit Leichtigkeit überwunden werden können.

Für gewöhnlich ändert sich der MCHC-Wert kaum, jedoch kann es bei einigen seltenen Erkrankungen zu einer Erhöhung des MCHC-Wertes kommen, wie beispielsweise bei einer Sphärozylose, auch Kugelzellanämie genannt. Dabei handelt es sich um einen angeborenen Defekt der Erythrozyten.

MCV

Die Bezeichnung MCV steht für das mittlere korpuskuläre Volumen und bezeichnet somit das durchschnittliche Volumen der Erythrozyten. Dieser Wert gibt an, wie groß die Erythrozyten sind. Bei diesem Wert, der ebenfalls errechnet werden kann, ist es wichtig, dass die Blutprobe möglichst frisch im Labor landet. Denn nach einer gewissen Zeit quellen die Blutzellen im Röhrchen auf und es können fälschlicherweise erhöhte Werte gemessen werden.

REFERENZBEREICHE MCV*	
Frauen	81–100 fl
Männer	81–100 fl

Der MCV spielt in der Einteilung (Klassifizierung) von Anämien eine bedeutende Rolle. Anhand dieses Wertes können Anämien in drei unterschiedliche Klassen unterteilt werden.

- Mikrozytäre Anämie (zu kleine Erythrozyten): MCV ist erniedrigt
- Normozytäre Anämie: MCV ist normal
- Makrozytäre Anämie (zu große Erythrozyten): MCV ist erhöht

LEUKOZYTEN – DIE BLUTPOLIZEI

Tag für Tag, Stunde um Stunde und Minute um Minute werden Sie von Spezialisten in Ihrem Körper bewacht. Die weißen Blutkörperchen, auch Leukozyten genannt, patrouillieren rund um die Uhr durch Ihre Blutgefäße, Ihre Gewebe und Ihre Lymphgefäße. Schon während ihrer Geburt im Knochenmark erlangen diese teilweise ihre Beschützerfähigkeiten. Später wandern einige von ihnen zur Thymusdrüse und werden dort weiter ausgebildet. Die Aufgaben der Leukozyten sind vielfältig. Im Vordergrund steht die Bekämpfung von schädlichen und körperfremden Eindringlingen wie Bakterien, Pilzen und Viren. Durch einen komplizierten Vorgang namens Phagozytose werden Fremdkörper umschlungen, verdaut und eliminiert. Sie werden im wahrsten Sinne des Wortes »gefressen«. Im Gegensatz zu den roten Blutkörperchen besitzen die Leukozyten einen Kern, weshalb diese größer und nicht so elastisch sind wie rote Blutkörperchen.

Wie auch bei der Polizei gibt es unter den Leukozyten verschiedene Abteilungen, die für unterschiedliche Aufgaben zuständig sind. Diese werden im Folgenden noch etwas genauer beschrieben:

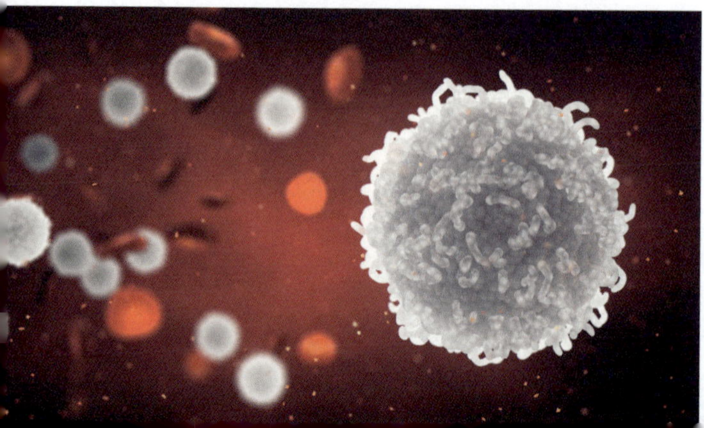

Weiße Blutkörperchen bekämpfen unter anderem Bakterien, Viren und Pilze.

REFERENZBEREICHE LEUKOZYTEN GESAMTZAHL*	
Frauen	4500–11000 Leukozyten µl
Männer	4500–11000 Leukozyten µl

GRANULOZYTEN

Granulozyten sind die größte Gruppe der weißen Blutkörperchen. Sie haben ihren Namen von den vielen, mit bestimmten Farben anfärbbaren Körnchen in ihrem Zellleib, der sogenannten Granula. Die Granulozyten sind eine besondere Untereinheit der Leukozyten und werden im Knochenmark aus den Vorläuferzellen gebildet. Im Blut zirkulieren nur etwa drei Prozent der Granulozyten. Bei Bedarf, zum Beispiel bei einer Infektion, werden sie vermehrt aus dem Knochenmark ausgeschüttet. Aufgrund der unterschiedlichen Anfärbbarkeit unterscheidet der Therapeut zwischen neutrophilen Granulozyten, basophilen Granulozyten und eosinophilen Granulozyten.

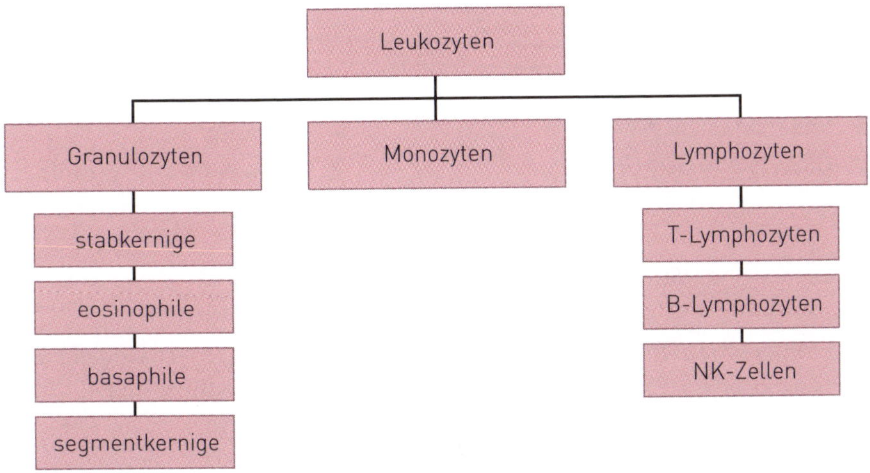

Übersicht über die verschiedenen Leukozyten

NEUTROPHILE GRANULOZYTEN

Die neutrophilen Granulozyten verbleiben für gewöhnlich gerade einmal sechs bis acht Stunden im zirkulierenden Blutkreislauf, bevor sie in die umliegenden Gewebe auswandern. Sie sind die wichtigsten Funktionsträger im unspezifischen Abwehrsystem unseres Körpers. Gelangt ein Eindringling in den Körper, so nimmt die Population der neutrophilen Granulozyten besonders rasch zu. Jeder von Ihnen hat schon einmal mit einem bakteriellen Infekt zu tun gehabt. Um diese Art der Infektion zu vereiteln, sind die neutrophilen Granulozyten verantwortlich. Am Ort des Geschehens eingetroffen, fressen sie die Eindringlinge (Bakterien) und machen diese somit unschädlich. Dabei setzen die neutrophilen Granulozyten eine Substanz frei, die für unseren Körper besonders bei Schmerz- oder Entzündungsreaktionen und bei der Blutstillung von Bedeutung ist.

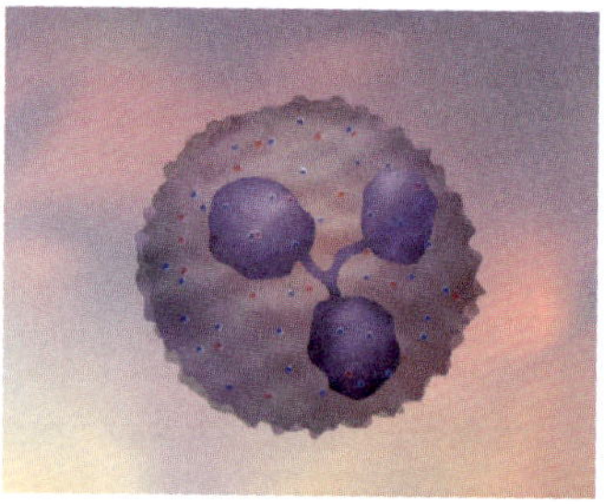

Neutrophile Granulozyten fressen Eindringlinge wie Bakterien und machen sie unschädlich.

Ursachen einer Erhöhung:

- Infektion (siehe Seite 213)
- Gicht (siehe Seite 213)
- Vergiftungen
- Medikamente
- Krebs (siehe Seite 213)

Ursachen einer Verringerung:

- Pfeiffersches Drüsenfieber (Seite 215)
- Malaria (siehe Seite 214)
- Autoimmunerkrankung (siehe Seite 212)
- Knochenmarksschädigung
- Diverse Antibiotika

BASOPHILE GRANULOZYTEN

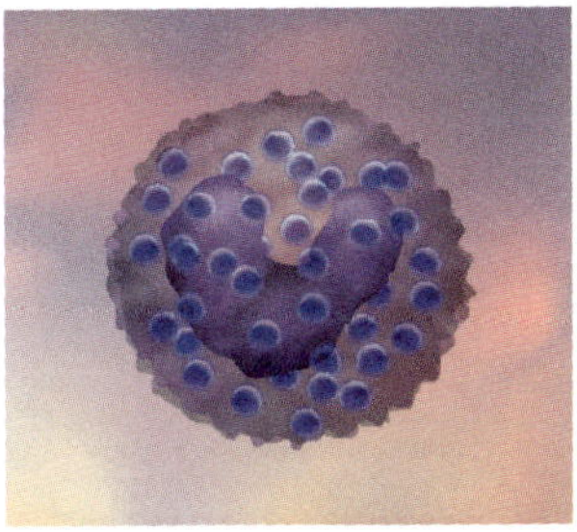

Basophile Granulozyten sind an der Bekämpfung von Parasiten und Vergiftungen beteiligt.

Mit gerade einmal 0,5 bis 1 Prozent der Gesamtpopulation an Granulozyten sind die basophilen Granulozyten in unserem Blut vertreten. Was jedoch nicht bedeutet, dass diese weniger Aufgaben in unserem Körper übernehmen. Auf der Zelloberfläche dieser Zellen befinden sich bestimmte Andockmöglichkeiten für gewisse Rezeptoren. Wenn Antigene, fremde Eiweißstoffe, gegen die der Körper mithilfe seines Immunsystems schützende Antikörper bilden kann, an diese Stellen andocken, können diese eine allergische Reaktion auslösen. Auch bei Vergiftungen, besonders bei Schwermetallvergiftungen, und teilweise auch bei der Bekämpfung von Parasiten spielen die basophilen Granulozyten eine wichtige Rolle. Die genaue Funktion dieser Zellen stellt für die Wissenschaftler heute noch ein Rätsel dar.

Ursachen einer Erhöhung:

- Entfernte Milz
- Chronische Darmerkrankung
- Hämolytische Anämie (siehe Seite 213)
- Stress

Ursache einer Verringerung:

- nicht bekannt

EOSINOPHILE GRANULOZYTEN

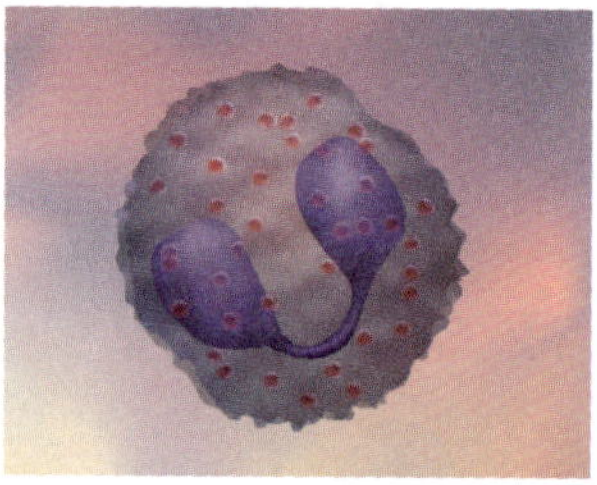

Eosinophile Granulozyten sind bei parasitären Infektionen und allergischen Reaktionen aktiv.

Auch diese Untereinheit der Granulozyten kommt in einem sehr geringen Prozentsatz in unserem Blut vor: zu gerade einmal zwei bis vier Prozent. Die Zahl der eosinophilen Granulozyten ist besonders bei einer parasitären Infektion oder bei allergischen Reaktionen wie Asthma erhöht. Das Besondere an diesen Zellen ist, dass diese einem 24-Stunden-Turnus unterliegen. Das heißt, es kommt darauf an, zu welcher Uhrzeit die Blutentnahme stattfindet. Am späten Nachmittag und am frühen Morgen ist ihre Gesamtzahl um rund 20 Prozent niedriger, wohingegen die Population gegen Mitternacht um etwa 30 Prozent erhöht ist. Warum dies so ist, können Wissenschaftler noch nicht genau sagen.

Ursachen einer Erhöhung:

- Allergische Reaktion
- Wurm-/Parasitenbefall
- Diverse Infektionserkrankungen
- Krebs

Ursachen einer Verringerung:

- Typhus (siehe Seite 215)
- Stress
- Hormonbehandlung

REFERENZBEREICHE GRANULOZYTEN*	
Neutrophile Granulozyten	55–70 %
Basophile Granulozyten	≤ 1 %
Eosinophile Granulozyten	2–4 %

LYMPHOZYTEN

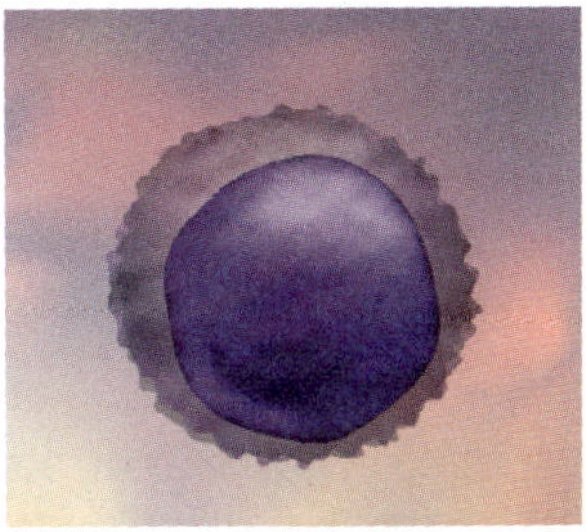

Lymphozyten sind die Spezialisten unseres Immunsystems. Sie erkennen körperfremde Partikel oder körpereigene, entartete Zellen durch ihre hochspezifischen Oberflächenrezeptoren.

Es gibt Krankheitserreger, gegen die unsere Granulozyten nichts ausrichten können. Hierzu zählen zum Beispiel Krebszellen oder auch bereits von Viren befallene Zellen. Dann sind Spezialisten in Ihrem Körper gefragt: die Lymphozyten.

Sie sind in der Lage, untereinander zu kommunizieren und sich gegenseitig zu organisieren. Diese Besonderheit befähigt sie, die meisten der einfallenden Krankheitserreger in Schach zu halten. Man unterscheidet zwischen den B-Lymphozyten, den T-Lymphozyten sowie den »Natürlichen Killerzellen«, den NK-Zellen. Eines haben diese Lymphozyten gemeinsam: Sie werden in den Lymphknoten, der Milz, dem Thymus und im Knochenmark gebildet. Dort verbleibt ein Großteil der Zellen, bis es zu einem Einsatz für die entsprechenden Zellen kommt. Nur ein kleiner Prozentsatz, gerade einmal vier bis fünf Prozent der Lymphozyten, gelangen in den Blutkreislauf und sind in einem Blutausstrich erkennbar. Die restlichen Zellen befinden sich hingegen im Gewebe außerhalb der Blutgefäße oder in den lymphatischen Organen wie den Lymphknoten, der Milz oder in gewissen Darmabschnitten. Erst wenn sie gerufen werden, wandern die Zellen in die Blutgefäße zurück, damit sie schneller an den erforderlichen Einsatzort gelangen, um sofort mit ihrer Arbeit beginnen zu können.

B-Lymphozyten entwickeln sich erst nach Kontakt mit einem fremden Stoff – wie beispielsweise Krankheitserregern – zu sogenannten Plasmazellen. Anschließend sind sie in der Lage, Antikörper zu produzieren. Antikörper sind maßgeschneiderte, y-förmige Eiweißmoleküle, die in der Lage sind, gezielt Antigene (Fremdstoffe wie zum Beispiel Bakterien, Viren …) zu attackieren und unschädlich zu machen.

T-Lymphozyten sind die Organisatoren unter den Lymphozyten. Einige dieser T-Lymphozyten haben ein enormes Erinnerungsvermögen. Andere haben regulatorische Aufgaben und sorgen für eine korrekte Kommunikation. Diese Organisation unter den Zellen ist erforderlich, denn es wäre nicht von Vorteil, wenn plötzlich alle T-Lymphozyten zum selben Eindringling stürmen würden, um diesen zu eliminieren. Außerdem sind T-Lymphozyten an gewissen Überempfindlichkeitsreaktionen bei Kontaktallergien beteiligt. Man kann sich diese Zellen wie Polizisten auf einem Polizeirevier vorstellen. Irgendwo passiert ein Einbruch. Die Zentrale schaut auf dem Plan, wo sich in der Nähe gerade ein Streifenwagen befindet, und schickt diesen dann zum Einsatzort. Am Einsatzort angekommen, kommuniziert der Lymphozyt mit seiner Umgebung und fordert gegebenenfalls Verstärkung an. Wieder andere T-Lymphozyten verfügen über ein ausgezeichnetes Erinnerungsvermögen beziehungsweise erkennen bereits einmal aufgetretene »Eindringlinge« und koordinieren deren Abbau. Der Labormediziner spricht im Allgemeinen bei Lymphozyten von »maßgeschneiderten Waffen gegen Störenfriede«.

NK-Zellen sind in erster Linie für die Abwehr und Abtötung virusinfizierter und tumorös entarteter Zellen verantwortlich. Jedoch benötigen die NK-Zellen hierfür die Unterstützung anderer Substanzen wie Interleukine, die diese entarteten oder infizierten Zellen vormarkieren. Erst wenn der Schädling markiert wurde, können die NK-Zellen agieren und den markierten Komplex beseitigen.

Ursachen einer Erhöhung:

- Virusinfekt
- Diverse chronische Infektionen
- Tumore
- Schilddrüsenüberfunktion

Ursachen einer Verringerung:

- Immundefekt (HIV)
- Chemo-/Strahlentherapie
- Tuberkulose
- Rheumatische Erkrankungen (siehe Seite 215)

Auch Stress oder psychische Belastung kann Einfluss auf unsere Lymphozyten haben. In manchen Fällen wurde berichtet, dass dies zu einer verminderten Produktion dieser Zellen führt. Jeder (gesunde) Mensch trägt in etwa 300 Milliarden Lymphozyten in sich, die kontinuierlich durch den Körper wandern. Wie oben bereits erwähnt, befindet sich nur ein kleiner Prozentsatz aller Lymphozyten in den Blutgefäßen. Falls Sie jetzt »Das sind doch viel zu wenig für all die verantwortungsvollen Aufgaben!« denken, können wir Sie beruhigen: Es sind immerhin noch stattliche 15 Milliarden an Lymphozyten, die in unserem Körper patrouillieren.

REFERENZBEREICHE LYMPHOZYTEN (GESAMT)*	
Frauen	25–40 %
Männer	25–40 %

DIE MONOZYTEN

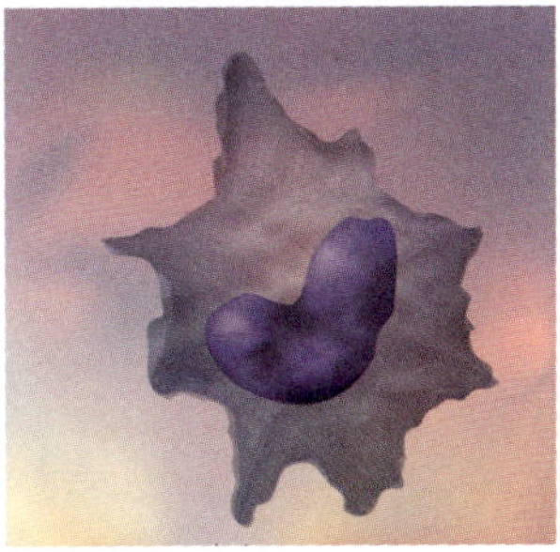

Monozyten sind die Müllschlucker des Blutes.

Auch die Monozyten gehören zu den Leukozyten und machen zwei bis acht Prozent dieser aus. Ebenso wie die restlichen Leukozyten sind die Monozyten ein wichtiger Teil unseres Immunsystems. Im Knochenmark gebildet, wandern die Monozyten in unser Blut ab. Dort verbleiben sie für etwa drei Tage, ehe sie in umliegende Gewebe eindringen, wo sie weiter reifen und wachsen. Ein ausgewachsener Monozyt kann einen Durchmesser von bis zu 20 Mikrometern erreichen und zählt somit zu den größten Zellen des peripheren Blutes. Sind die Monozyten ausgewachsen, so bezeichnet man sie als Makrophagen. Makrophagen werden umgangssprachlich auch »Fresszellen« genannt. Diese beiden Bezeichnungen tauchen in der Fachliteratur immer wieder auf. Doch letztendlich sind dies nur zwei Synonyme für ihre Aufgabe als Müllschlucker des Blutes. Zu ihren Aufgaben gehört es, Zelltrümmer und Zellbestandteile zu verschlingen und diese mit zelleigenen Stoffen abzubauen.

Ursachen einer Erhöhung:

- Virusinfekt
- Bakterieller Infekt
- Malaria (siehe Seite 214)
- Leukämie (siehe Seite 214)
- Autoimmunerkrankung (siehe Seite 212)
- Krebs (siehe Seite 213)

Ursache einer Verringerung:

- Knochenmarkserkrankung

REFERENZBEREICHE MONOZYTEN*	
Frauen	2–8 %
Männer	2–8 %

THROMBOZYTEN

Neben den bereits beschriebenen roten und weißen Blutkörperchen gibt es noch eine weitere und somit dritte große Zellpopulation: die Blutplättchen, auch Thrombozyten genannt. Diese sehr kleinen, scheibenförmigen und kernlosen Zellen verweilen nur kurz in unserem Blut, denn sie haben eine Lebenserwartung von gerade einmal zehn Tagen. Die Thrombozyten werden auch als »Sanitäter des Blutes« bezeichnet. In unseren Blutgefäßen schwirren grob geschätzt etwa zehn Millionen solcher kleinen Sanitäter pro

Blutstropfen umher! Ständig patrouillieren sie auf der Suche nach Gefäßverletzungen in unseren Arterien und Venen. Wurde eine verletzte Stelle gefunden, versammeln sich die Thrombozyten und agieren sofort in einer größeren Gruppe am Ort des Geschehens. Über ein kompliziertes Netz von ablaufenden biochemischen Reaktionen werden zwei Ebenen der Gerinnung aktiviert. Zum einen die zelluläre Ebene (zelluläre Gerinnung), wobei die für die Gerinnung wichtigen Zellen, die Thrombozyten, aktiviert werden, und zum anderen die plasmatische Ebene (plasmatische Gerinnung). Die plasmatische Gerinnung umfasst alle im Blut gelösten Stoffe (zum Beispiel Eiweiße), welche für die Gerinnung von Bedeutung sind. Die Thrombozyten bilden dann kleine Ärmchen (Dendriten) aus, mit denen sie ineinandergreifen, um sich gegenseitig festzuhalten. Zusammen mit anderen Eiweißmolekülen verschließen die Thrombozyten die blutende Wunde. Dies kann man sich als eine Art inneres Pflaster vorstellen. Nach erfolgreichem Wundverschluss hört die Wunde auf zu bluten. Wurde die Lebenserwartung der Thrombozyten überschritten, wandern die Zellen zur Milz, wo sie in ihre Einzelteile zerlegt und für eine neue Generation an Thrombozyten recycelt werden. Medikamente wie Aspirin (Acetylsalicylsäure) und auch Alkohol sind in der Lage, die Thrombozyten-Konzentration enorm zu senken. Von manchen Ausdauersportarten wie Joggen oder Rudern ist bekannt, dass diese die Thrombozyten-Konzentration im Blut ansteigen lassen können.

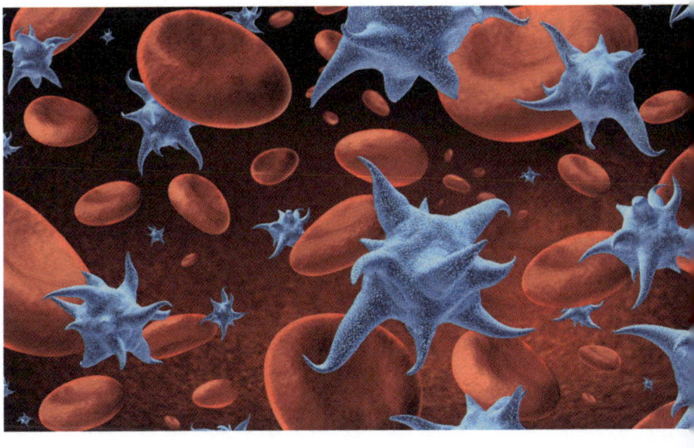

Die Erythrozyten sind hier vermischt mit sternförmigen Thrombozyten.

REFERENZBEREICHE THROMBOZYTEN*	
Frauen	150 000–360 000/µl
Männer	180 000–380 000/µl

Ursachen einer Erhöhung:

- Bei Erkrankungen des blutbildenden Systems
- Nach Entfernung der Milz
- Extreme körperliche Anstrengung
- Stress

Ursachen einer Verringerung:

- Vitamin-B_{12}- und Folsäuremangel
- Alkoholismus
- Diverse Medikamente (Krebstherapie)

4 DIE BLUTGERINNUNG

Stellen Sie sich folgende Situation vor: Sie stehen in der Küche und sind einen kurzen Moment unachtsam. Schon ist es geschehen – Sie sind mit dem Messer abgerutscht und haben sich in den Finger geschnitten. Erst einmal stehen Sie unter Schock und halten mit schmerzverzerrtem Gesicht Ihren verletzten Finger. Doch bereits im selben Moment läuft Ihr Körper auf Hochtouren und beginnt mit der Wundversorgung und schließlich auch der Blutgerinnung. Mehrere Prozesse laufen nun parallel ab: Zum einen muss verhindert werden, dass Ihr Körper Unmengen kostbaren Blutes verliert, zum anderen muss die verletzte Stelle sofort wieder verschlossen werden, denn eine offene Stelle bedeutet, dass diese eine mögliche Eintrittspforte für krankheitsverursachende Erreger wie Bakterien oder Viren darstellt. Insgesamt bezeichnet man diese Vorgänge als Blutgerinnung (Hämostase). Der ordentliche Wundverschluss ist letztlich die Voraussetzung für eine anschließende Wundheilung. Nach 14 bis 21 Tagen ist eine gewöhnliche Schnittverletzung komplett abgeheilt und durch neues Gewebe ersetzt worden.

ABLAUF DER BLUTGERINNUNG

Die Blutgerinnung ist ein komplexer und komplizierter Ablauf, der sich über mehrere Schritte erstreckt, die alle miteinander verknüpft sind. Man kann die Blutgerinnung in **fünf Phasen** relativ kurz zusammenfassen:

1. **Gefäßverengung:** Das verletzte Gefäß beziehungsweise die verletzten Gefäße ziehen sich sofort zusammen. Dadurch wird erst einmal der Druck von den betroffenen Gefäßen genommen, damit weniger Blut hindurchfließt.
2. **Aktivierung der Thrombozyten:** Die Thrombozyten lagern sich am Rand der verletzten Gefäße an und bedecken die offene Wunde.
3. **Verklebung der Thrombozyten:** Nachdem sich mehrere Thrombozyten an der offenen Wunde angelagert haben, beginnen diese damit, ihre Form zu verändern. Dabei bilden die Thrombozyten kleine fadenförmige Ärmchen, sogenannte Dendriten, aus. Damit sind die Thrombozyten in der Lage, sich zu vernetzen und zu verkleben.

4. **Ausbildung von Fibrin:** Unter Freisetzung bestimmter Substanzen wird ein Enzym namens Thrombin freigesetzt, welches das Fibrinogen zu Fibrin umwandelt. Fibrinogen ist ein Eiweißstoff, welcher für die Blutgerinnung enorm wichtig ist. Über chemische Prozesse wird dieses Fibrinogen mithilfe von Thrombin und Calcium in das Thrombozyten stabilisierende Fibrin umgewandelt, welches in der Lage ist, eine Art vernetzenden Klebstoff zu bilden, wodurch die Thrombozyten sich miteinander verbinden können.
5. **Wundheilung:** Im eigentlichen Sinne gehört die Wundheilung nicht mehr zur klassischen Blutgerinnung, soll aber an dieser Stelle nicht verschwiegen werden. Nachdem die Wundversorgung erfolgreich abgeschlossen wurde, vermehren sich Bindegewebszellen, sogenannte Fibroblasten, an der nun verschlossenen Stelle und produzieren einen Stoff namens Kollagen, aus welchem sich später das frische Bindegewebe entwickelt.

DIE BLUTUNGSZEIT

Mit einem einfachen Test kann der Arzt überprüfen, ob eine Gerinnungsstörung vorliegt. Hierzu wird mit einer kleinen Lanzette bevorzugt das Ohrläppchen oder die Fingerbeere punktiert und gleichzeitig eine Stoppuhr gestartet. Nun wird die Zeit gemessen, wie lange es dauert, bis die Wunde vollständig verschlossen ist und kein Blut mehr aus der Punktionsstelle austritt. Hierbei muss allerdings unterschieden werden, an welcher Stelle punktiert wurde. Bei einer verlängerten Blutungszeit sollte der Arzt oder Therapeut weitere Gerinnungswerte im Labor abklären lassen.

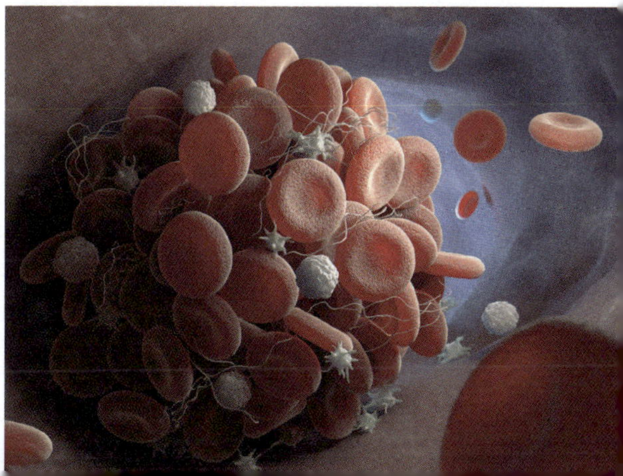

Bei der Blutgerinnung bildet sich ein Gerinnsel in einem Blutgefäß.

REFERENZBEREICHE BLUTUNGSZEIT*	
Einstich am Ohrläppchen	3-5 Minuten
Einstich an der Fingerbeere	bis 2 Minuten

Ursachen einer Erhöhung beziehungsweise Verlängerung:

- Thrombozytenfunktionsstörung
- Willebrand-Jürgens-Syndrom (siehe Seite 215)

THROMBOPLASTINZEIT

Ein wichtiger Laborwert, der unabdingbar vor Operationen ist, um die Funktion der Blutgerinnung zu überprüfen, ist der Quick-Wert. Wie oben erwähnt, läuft die Blutgerinnung über zahlreiche komplizierte enzymatische und biochemische Prozesse ab. Um einen Teil dieser Prozesse und Reaktionen auf deren Funktionen hin zu überprüfen, bestimmt der Therapeut diesen Wert.

Jede Blutgerinnung läuft in gewissen Stufen, den sogenannten Kaskaden, ab. Diese Kaskaden beinhalten verschiedene Gerinnungsfaktoren, die wie bei einem Dominoeffekt gestartet werden. Insgesamt gibt es 13 solcher Gerinnungsfaktoren. Der Test des Quick-Wertes wurde nach seinem Entdecker Armand J. Quick benannt und überprüft gezielt die Gerinnungsfaktoren 1, 2, 5, 7 und 10, welche in der Leber mithilfe von Vitamin K gebildet werden. Das Labor bestimmt durch Zugabe eines Stoffes namens Thromboplastins die Zeit, die das Blut bis zur Gerinnung benötigt. Bei einem gesunden Menschen dauert dies in etwa 20 Sekunden. Diese Zeitspanne, also von der Zugabe des Thromboplastins bis zum Eintritt der Gerinnung, wird als Thromboplastinzeit bezeichnet. Diese gemessene Zeit wird im Labor mit der Zeit eines gesunden Menschen verglichen und die Abweichung in

Prozent angegeben. Ein gesunder Mensch besitzt demnach eine Thromboplastinzeit von 100 Prozent.

INR-WERT

Laborwerte können sich aufgrund unterschiedlicher Messmethoden und/ oder Chemikalienhersteller von Labor zu Labor stark unterscheiden. Damit dieser wichtige Gerinnungswert (Quick-Wert) international und länderübergreifend verglichen werden kann, wird er automatisch von den meisten Laboren in den standardisierten und vergleichbaren INR-Wert umgerechnet. Die Abkürzung INR steht für »International Normalized Ratio« und hat dieselbe Aussagekraft wie der Quick-Wert. Jedoch gilt es, bei der Interpretation Folgendes zu beachten. Der Quick-Wert und der INR-Wert verhalten sich exakt umgekehrt zueinander. Sollte der INR-Wert vermindert sein, so ist der Quick-Wert erhöht.

REFERENZBEREICHE QUICK-WERT*	
Frauen	70–130 %
Männer	70–130 %

Ursachen einer Erhöhung beziehungsweise Verlängerung:

- Kälteeinwirkung auf die Blutprobe
- Bestimmte Medikamente

Ursachen einer Verringerung beziehungsweise Verkürzung:

- Vitamin-K-Mangel
- Leberfunktionsstörung
- Einnahme von Blutverdünnern

REFERENZBEREICHE INR-WERT*	
Frauen	0,85–1,15
Männer	0,85–1,15

PARTIELLE THROMBOPLASTINZEIT

Ein weiterer Labortest, um die Funktionalität Ihrer Blutgerinnung zu überprüfen, ist die partielle Thromboplastinzeit (pTT). Wie oben erwähnt, läuft die Blutgerinnung in mehreren Stufen (Kaskaden) ab. Die pTT liefert Auskünfte über die endogen gestartete Blutgerinnung und überprüft die Gerinnungsfaktoren 1, 2, 5, 8, 9, 10, 11 und 12. Das endogene Gerinnungssystem wird aktiviert, wenn es sich um eine Wunde handelt, welche sich nur auf die Gefäßinnenhaut beschränkt. Die äußere Haut des geschädigten Gefäßes ist noch intakt und es tritt kein Blut aus dem Gefäß aus.

Auch diese Faktoren werden in der Leber gebildet. Dieser alternative Teil der Blutgerinnung läuft für gewöhnlich deutlich langsamer ab. Im Körper dauert dieser Prozess bis zu acht Minuten. Erst dann ist die Blutgerinnung vollendet und die Wunde verschlossen. Im Labor kann dieser Gerinnungsprozess durch Zugabe von gerinnungsfördernden Substanzen provoziert werden. Die pTT dient neben der Aufklärung einer bestehenden Blutgerinnungsstörung der Therapiekontrolle zum Beispiel bei der Gabe von Heparin. Eine der bekanntesten Gerinnungsstörungen ist die Hämophilie, im Volksmund auch »Bluterkrankheit« genannt. Es handelt sich dabei um eine vererbbare Blutgerinnungsstörung, die oft in Königsfamilien auftritt. Diese Störung ist auf einen Defekt des Gerinnungsfaktors 8, den sogenannten Von-Willebrand-Faktor, zurückzuführen.

REFERENZBEREICHE PTT*	
Frauen	26–40 Sekunden
Männer	26–40 Sekunden

Ursache einer Erhöhung beziehungsweise Verlängerung:

- Angeborener Mangel an Gerinnungsfaktoren (siehe Seite 213)
- Gerinnungshemmende Medikamente
- Autoimmunerkrankungen (siehe Seite 212)

Ursachen einer Verringerung beziehungsweise Verkürzung:

- Thrombozytose (siehe Seite 215)
- Erhöhte Gerinnbarkeit des Blutes

FIBRINOGEN

Fibrinogen ist ein Eiweiß, ohne das unsere Blutgerinnung nicht ablaufen kann. Gleichzeitig ist Fibrinogen einer der bereits erwähnten Blutgerinnungsfaktoren, nämlich der Faktor 1. Wird die Gerinnung aktiviert, gelangen die Thrombozyten zusammen mit weiteren aktivierten Substanzen zum Ort des Geschehens und bilden weiße fadenartige beziehungsweise klebrige Strukturen aus, die man als Fibrinnetz bezeichnet. Das Fibrinogen ist die Vorstufe des Fibrins. Die Umwandlung von Fibrinogen in Fibrin erfolgt nach aktivierter Gerinnung durch ein weiteres Enzym, das Thrombin (Faktor 2). Der Therapeut bestimmt den Fibrinogen-Wert bei Verdacht auf eine vorliegende Blutgerinnungsstörung. Jedoch sollte dieser Wert mit Vorsicht interpretiert werden, denn der Wert ist altersabhängig. Je älter der Patient oder die Patientin, desto höher kann der Fibrinogen-Wert ausfallen.

REFERENZBEREICHE FIBRINOGEN-WERT*	
Frauen	2,0–4,0 g/l
Männer	2,0–4,0 g/l

Ursachen einer Erhöhung:

- Entzündungen
- Tumore
- Lebererkrankungen
- Nierenschädigung
- Rheuma (siehe Seite 215)
- Bluthochruck

Ursachen einer Verringerung:

- Leberschädigung
- Bestimmte Vergiftungen
- Thrombose (siehe Seite 215)
- Schock (siehe Seite 215)
- Blutungen
- Malaria (siehe Seite 214)

5 ORGANE UND IHRE LABORWERTE

DIE SCHILDDRÜSE

Die Schilddrüse (*Glandula thyreoidea*) befindet sich an der Vorderseite des Halses unterhalb des Kehlkopfes. Im Volksmund wird dieses Organ auch Schmetterlingsorgan genannt. Dies liegt an der anatomischen Form, die tatsächlich an einen Schmetterling erinnert. Eine normale und gesunde Schilddrüse ist gerade einmal so groß wie ein Daumen und wiegt nur circa 20 Gramm, wobei das Gewicht bei Männern und Frauen leicht variieren kann. Im Labor kann man die Funktion der Schilddrüse anhand einfacher Hormontests bestimmen. Wie es der Name vermuten lässt, werden die Schilddrüsenhormone dort in der Schilddrüse gebildet. Ein Eiweiß namens Thyreoglobulin fängt das in der Schilddrüse ankommende Jod ab und wandelt es mithilfe eines Enzyms namens Thyreoidale Peroxidase (TPO) in die wirksamen Schilddrüsenhormone Tetrajodthyronin (T4) und Trijodthyronin (T3) um. Diese frisch zusammengebauten Hormone T3 und T4 werden solange in der Schilddrüse gespeichert, bis diese das Signal bekommt, die aktiven Hormone in das Blut abzugeben. Es wird von einem weiteren Hormon in Auftrag gegeben, das in der Hirnanhangsdrüse gebildet wird, das sogenannte Thyreoidea-stimulierende Hormon (TSH). Manche Menschen bilden aufgrund eines Defektes Antikörper, die sich gegen einzelne Bestandteile des Schilddrüsensystems (SD-Antikörper) richten, welche man ebenfalls im Labor bestimmen kann. Damit unsere Schilddrüse optimal und geregelt funk-

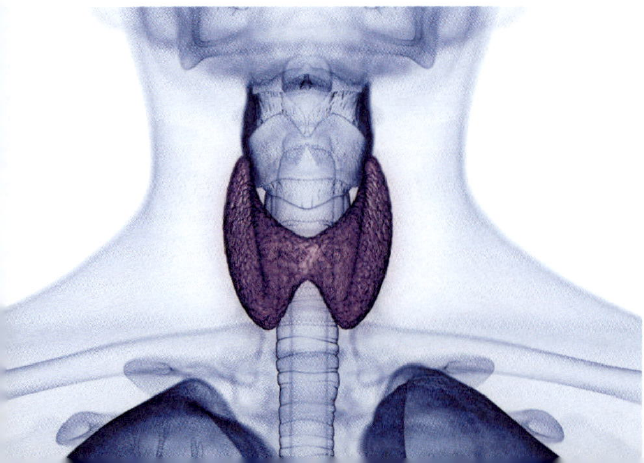

Die Schilddrüse ist für die Produktion verschiedener Hormone zuständig.

tioniert, sind diese Schilddrüsenhormone unabdingbar. Sie beeinflussen zum Beispiel den Stoffwechsel von Nährstoffen, unseren Energiestoffwechsel und unser Herz-Kreislauf-System. Kommt es zu einer Unterfunktion, welche als Hypothyreose bezeichnet wird, kommt es zu einer deutlichen Verlangsamung dieser Stoffwechselvorgänge. Entgegengesetzt können durch eine Überfunktion (Hyperthyreose) sämtliche Stoffwechselvorgänge so richtig auf Hochtouren gebracht werden. Die wichtigsten Schilddrüsen-Laborwerte werden im Folgenden beschrieben.

TSH

Wie bereits erwähnt, kommuniziert die Schilddrüse mit unserer Hirnanhangsdrüse. Genauer gesagt geschieht dies mithilfe eines bestimmten Hormons namens Thyreoidea-stimulierendes Hormon, kurz TSH. Bei Bedarf wird dieses Hormon in die Blutbahn abgegeben, um somit die Hormonproduktion in der Schilddrüse anzuregen. Man kann also sagen, dass der TSH-Wert die Funktion und die Leistung unserer Schilddrüse widerspiegelt. Benötigt die Schilddrüse mehr Hormone (T3 und T4), um gut arbeiten zu können, so muss die Hormonproduktion hochgefahren werden. In diesem Fall findet man im Blut einen erhöhten TSH-Wert. Der TSH-Wert wird routinemäßig vor allen Untersuchungen gemessen, bei denen die Patienten ein jodhaltiges Röntgenkontrastmittel erhalten. Ein solches darf nämlich nur dann verabreicht werden, wenn die Schilddrüsenfunktion nicht beeinträchtigt ist. Außerdem bestimmt der Therapeut diesen Wert, wenn er eine entsprechende jodhaltige Therapie anordnen möchte.

REFERENZBEREICHE TSH*	
Frauen	0,27–4,2 mU/l
Männer	0,27–4,2 mU/l

Ursachen einer Erhöhung:

- Schilddrüsenunterfunktion
- Hormonresistenz
- Tumore

Ursachen einer Verringerung:

- Schilddrüsenüberfunktion
- Basedow-Krankheit (siehe Seite 212)
- Tumore

FT3 UND FT4

T3 (Trijodthyronin) und T4 (Tetrajodthyronin) sind neben dem TSH die beiden wichtigsten Hormone der Schilddrüse. Jedoch wird der größte Teil dieser beiden Hormone sofort nach Freisetzung im Blut an Eiweiße gebunden und ist daher nicht beziehungsweise wenig biologisch aktiv. Nur etwa 0,3 Prozent dieser Hormone werden nicht gebunden und kommen in freier Form im Blut vor. Da uns nur der bioaktive Zustand dieser Hormone interessiert, bestimmt das Labor die Werte FT3 (freies T3) und FT4 (freies T4). Da diese freien Hormone starken Tagesschwankungen ausgesetzt sind, sollten diese Werte niemals allein zur Diagnosefindung, sondern immer zusammen mit dem TSH in Betracht gezogen werden. Ein erhöhter TSH-Wert zusammen mit verminderten FT3- und FT4-Werten deuten auf eine Schilddrüsenunterfunktion hin, wohingegen ein erniedrigter TSH-Wert gemeinsam mit einem erhöhten FT3- und FT4-Wert auf eine Schilddrüsenüberfunktion hindeutet.

REFERENZBEREICHE FT3*	
Frauen	2,6–5,1 ng/l
Männer	2,6–5,1 ng/l

REFERENZBEREICHE FT4*	
Frauen	0,9–1,9 ng/l
Männer	0,9–1,9 ng/l

Ursachen einer Erhöhung:

- Schilddrüsenüberfunktion
- Schilddrüsenkrebs

Ursachen einer Verringerung:

- Schilddrüsenunterfunktion

TPO-ANTIKÖRPER

Bei TPO-Antikörpern handelt es sich um Antikörper, die gegen das Enzym der thyreoidalen Peroxidase gebildet werden. Dadurch werden gewisse Stoffwechselprozesse stark beeinflusst. Besonders betroffen sind Patienten, die unter einer Erkrankung namens Hashimoto-Thyreoiditis leiden. Hierbei wandern Lymphozyten und andere Abwehrzellen in die Schilddrüse und attackieren diese. Die Symptome dieser Erkrankung können stark variieren. Beginnende Symptome einer Schilddrüsenüberfunktion wandeln sich nach Dauer und Intensität der Erkrankung in Symptome, die eher einer Schilddrüsenunterfunktion ähneln.

REFERENZBEREICHE TPO-ANTIKÖRPER*	
Frauen	< 80 U/ml
Männer	< 80 U/ml

TG-AK

Diese Abkürzung steht für Thyreoglobulin-Antikörper. Hierbei werden von unserem Körper Antikörper gebildet, die sich gegen das Eiweiß Thyreoglobulin richten, und für die Umwandlung von Jod in die wirksamen Schilddrüsenhormone T3 und T4 verantwortlich sind. Auch hier wäre als typisches Krankheitsbild Hashimoto-Thyreoiditis zu nennen.

REFERENZBEREICHE TG-ANTIKÖRPER*	
Frauen	< 100 U/ml
Männer	< 100 U/ml

TRAK

Diese Abkürzung steht für TSH-Rezeptor-Antikörper. Diese Antikörper sind gegen das Hormon TSH gerichtet. Durch die übermäßige Produktion dieser Antikörper werden Fehlinformationen an die Schilddrüse weitergeleitet, was eine vermehrte Ausschüttung von T3 und T4 im Blut zur Folge hat. Besonders betroffen sind Patienten mit der Schilddrüsenkrankheit Morbus Basedow. Ein charakteristisches Merkmal sind neben den typischen Symptomen einer Schilddrüsenüberfunktion das Hervortreten der Augäpfel.

REFERENZBEREICHE TRAK*	
Frauen	< 9 %
Männer	< 9 %

DER MAGEN

Der Magen ist Teil unseres Verdauungstraktes und bildet eine sackartige Erweiterung zwischen Speiseröhre und Zwölffingerdarm. Das Fassungsvermögen eines Erwachsenen-Magens beträgt in etwa 2,5 Liter. Jedoch sollte hier erwähnt werden, dass sich dieses Fassungsvermögen den entsprechenden Lebens- und Essgewohnheiten eines jeden von uns anpasst. So gibt es Menschen, die ein Fassungsvermögen von bis zu fünf Litern besitzen. Nehmen wir konsequent nur kleinere Mahlzeiten zu uns, so besitzen wir in der Regel ein kleineres Fassungsvermögen.

Im Magen herrscht von Natur aus ein saurer pH-Wert von etwa 1. Dies ist ein hervorragender Schutz vor eindringenden Krankheitserregern. Anatomisch betrachtet unterteilt sich der Magen in mehrere Abschnitte. Oben an der Eintrittsstelle der Speiseröhre liegt der Magenmund. Links davon wölbt sich ein kuppelförmiger Abschnitt nach oben, welcher als Magengrund bezeichnet wird. Nach unten hin schließt sich der Hauptabschnitt, der Magenkörper, an und mündet in den Magenausgang, welcher weiter in den Darm übergeht. Der Magen vermengt die aufgenommene Nahrung mit dem Magensaft und durchmischt diese zu einem Brei. Im Magensaft enthalten sind diverse Verdauungsenzyme wie zum Beispiel Pepsin, das für die Eiweißverdauung, und Lipase, welche für die Fettverdauung verantwortlich ist. Der Magensaft ent-

Die Hauptaufgabe des Magens ist es, die Nahrung vorübergehend zu speichern, um diese dann gleichmäßig in kleinen Mengen an den Darm zur weiteren Verdauung weiterzugeben.

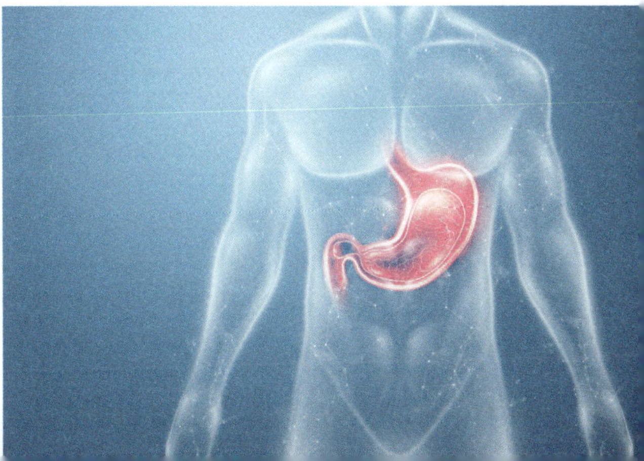

hält unter anderem Salzsäure, die für den sauren pH-Wert sorgt und eine Schutzfunktion gegenüber eindringenden Erregern darstellt. Deshalb muss der Magen parallel dazu mit einer Schutzschicht ausgestattet sein, um die aggressive Salzsäure davon abzuhalten, die eigene Magenwand anzugreifen. Eine weitere Besonderheit des Magens ist die Bereitstellung des Intrinsic Faktors. Dies ist ein spezielles Eiweiß, das der Darm für die Aufnahme von Vitamin B_{12} ins Blut benötigt.

ATEMGASANALYSE

Hin und wieder kommt es vor, dass der Magen zwickt, rumort oder Schmerzen verursacht. In vielen Fällen sind dies nur harmlose Verdauungssymptome, die nach kurzer Zeit komplett verschwinden. Manchmal kommt es jedoch vor, dass sich hinter diesen Symptomen eine ernst zu nehmende Erkrankung verbirgt: ein sogenanntes Magengeschwür. Dafür verantwortlich ist ein bestimmtes Bakterium namens Helicobacter pylori. Über die Jahre hinweg haben diese kleinen Bakterien einen Schutzmechanismus entwickelt, wie sie der aggressiven Magensäure standhalten können. Sie zerlegen den im Körper vorkommenden Harnstoff in Kohlendioxid und Ammoniak. Dieser ist stark basisch und neutralisiert die Magensäure, wodurch das Bakterium freie Bahn hat und sich in die Magenschleimhaut fressen kann. Werden die Symptome beziehungsweise das Bakterium nicht behandelt und neutralisiert, löst das produzierte Ammoniak und die sich in die Magenschleimhaut fressenden Bakterien Entzündungen aus, welche letztendlich Magengeschwüre oder sogar Magenkrebs verursachen können.

Im Labor kann man sich die Vorgehensweise des Bakteriums mithilfe eines Atemtests zunutze machen. Hierbei erhält der Patient eine harnstoffhaltige Lösung zum Trinken. Wird der Harnstoff nun vom Helicobacter pylori gespalten, so kann man dies mittels eines Atemgas-Analysegerätes nachweisen. Ist der Test positiv und wurde das Bakterium als Übeltäter erkannt, lässt es sich ganz einfach mit einer entsprechenden Antibiotikatherapie bekämpfen.

ANTIKÖRPER AUF HELICOBACTER PYLORI

Jedoch gibt es auch eine klassische Laboruntersuchung auf diesen Erreger, da dieser eine kräftige Immunantwort in unserem Körper auslöst. Wie oben erwähnt, patrouillieren in unserem Körper Zellen, die bei Kontakt mit einem Bakterium sogenannte Antikörper produzieren. Diese Antikörper werden auch nach Kontakt mit dem Bakterium Helicobacter pylori gebildet und können im Blut nachgewiesen werden.

REFERENZBEREICHE HELICOBACTER PYLORI-ANTIKÖRPER*	
negativ	< 20 U/ml
grenzwertig	20–30 U/ml
positiv	> 30 U/ml

DIE LEBER

Die Leber befindet sich direkt unterhalb des Zwerchfells im rechten Oberbauch und ist mit einem Gewicht von etwa 1,5 Kilogramm eines unserer schwersten Organe im Körper. Dieses Gewicht kommt aufgrund des hohen Blutgehaltes in der Leber zustande. Über die Pfortader werden der Leber kontinuierlich Nährstoffe zugeführt, die dort energiegewinnend umgebaut werden. Anatomisch betrachtet wird dieses Organ in vier Lappen, die sogenannten Leberlappen, unterteilt. Des Weiteren besitzt die Leber die Fähigkeit, Hormone zu produzieren,

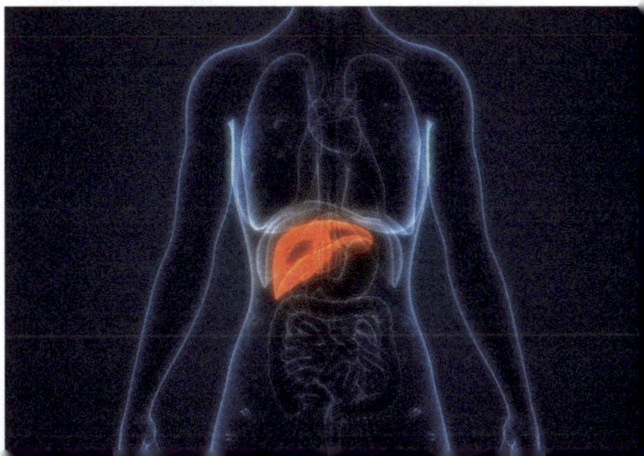

Die Leber ist die Entgiftungszentrale des Körpers.

weswegen sie medizinisch betrachtet eine Drüse ist. Das Besondere an der Leber ist, dass sie eine enorme Fähigkeit zur Regeneration besitzt. Für Transplantationspatienten bedeutet dies, dass eine halbe Spenderleber genügt. Die transplantierte Leber beginnt anschließend zu wachsen und hat nach etwa zwei Monaten ihre ursprüngliche und endgültige Größe erreicht. Die wichtigste Aufgabe der Leber ist die Entfernung von Giftstoffen, weswegen sie auch als die Entgiftungszentrale des Körpers bezeichnet wird. Giftstoffe, die über den Blutkreislauf zur Leber gelangen, werden dort »entschärft« und wasserlöslich gemacht, damit diese anschließend besser ausgeschieden oder weiter in den Darm abgegeben werden können. Eine weitere wichtige Aufgabe der Leber ist die Speicherung von lebenswichtigen Substanzen wie Glykogen, fettlöslichen Vitaminen und Spurenelementen. Im Labor stehen mehrere Untersuchungsmöglichkeiten zur Überprüfung zur Verfügung.

GAMMA-GLUTAMYLTRANSFERASE (GGT)

GGT ist die Abkürzung für Gamma-Glutamyltransferase. Hierbei handelt es sich um ein Enzym des Aminosäurestoffwechsels. GGT findet man in zahlreichen Zellen unseres Körpers, zum Beispiel in den Schleimhautzellen des Dünndarms, in Zellen der Nieren oder der Bauchspeicheldrüse, jedoch beherbergen Leberzellen den größten Anteil dieses Enzyms. Bereits bei kleinsten Schäden der Leberzellen gelangt es in den Blutkreislauf und kann mittels einer Blutuntersuchung nachgewiesen werden. Dabei ist die Höhe des GGT-Wertes proportional zum Ausmaß der Leberschädigung und damit ein Hinweis für die Schwere der Erkrankung: je höher der GGT-Wert, desto größer die Leberschädigung.

REFERENZBEREICHE GGT*	
Frauen	< 38 U/l
Männer	< 55 U/l

Ursachen einer Erhöhung:

- Leberentzündung
- Übermäßiger Alkoholkonsum
- Lebertumoren
- Leberzirrhose (siehe Seite 214)
- Diverse Medikamente

ALANIN-AMINOTRANSFERASE (ALAT)

Für dieses Enzym kursieren gleich mehrere Namen in der Fachliteratur. Neben ALAT bezeichnet man dieses Enzym noch als ALT oder veraltet als GPT (Glutamat-Pyruvat-Transaminase). Auch dieses Enzym kommt hauptsächlich in den Leberzellen vor und tritt bei Schädigungen oder vorwiegend bei Entzündungen der Leber oder aber der Gallenwege aus den Leberzellen aus und geht ins Blut über, wo es im Labor bestimmt werden kann. Besonders bei Übergewichtigen oder bei Menschen, die große Mengen Alkohol konsumieren, ist das Enzym ALAT erhöht. Beide Faktoren, eine fettreiche Ernährung sowie regelmäßiger Alkoholgenuss, können auch unabhängig voneinander bewirken, dass übermäßig viel Fett in der Leber eingelagert wird. Diese Fettleber kann im schlimmsten Fall zu einer Leberzirrhose und schließlich zu komplettem Leberversagen führen.

REFERENZBEREICHE ALAT (GPT)*	
Frauen	< 35 U/l
Männer	< 50 U/l

Ursachen einer Erhöhung:

- Leberentzündung
- Lebertumoren
- Leberzirrhose (siehe Seite 214)
- Gallenstau

ASPARTAT-AMINOTRANSFERASE (ASAT)

Auch für diesen Laborparameter kursieren mehrere Bezeichnungen in der Fachliteratur. Neben ASAT existieren noch Bezeichnungen wie AST oder GOT (Glutamat-Oxalacetat-Transaminase). Dieses Enzym ist neben den Leberzellen noch in den Skelettmuskelzellen und den Herzmuskelzellen enthalten. Werden die Zellen zerstört, treten die darin enthaltenen Enzyme ins Blut über, wo sie sich messen lassen. Der Therapeut bestimmt ASAT hauptsächlich bei Verdacht auf Erkrankungen der Leber, wie beispielsweise einer Leberentzündung (Hepatitis). Auch bei Verdacht auf einen Herzinfarkt wird oft der ASAT-Wert bestimmt, da auch Herzmuskelzellen dieses Enzym enthalten.

REFERENZBEREICHE ASAT (GOT)*	
Frauen	< 34 U/l
Männer	< 45 U/l

Ursachen einer Erhöhung:

- Hepatitis
- Fettleber (siehe Seite 71)
- Skelettmuskelerkrankung
- Herzmuskelerkrankung
- Lebertumor

BILIRUBIN

Bilirubin ist, wie es der Name nicht auf Anhieb vermuten lässt, ein Farbstoff. Genauer gesagt, ein Gallenfarbstoff. Er entsteht beim Abbau der roten Blutkörperchen und verbindet sich anschließend sofort mit einem Eiweiß namens Albumin und wird mit dessen Hilfe zur Leber transportiert. Diesen an Albumin gebundenen Farbstoff bezeichnet man als »indirektes« Bilirubin. Gelangt dieses indirekte Bilirubin nun zur Leber, trennt sich das Albumin wieder und man bezeichnet den Farbstoff nun als »direktes« Bilirubin oder auch »freies« Bilirubin. Dieses freie Bilirubin wird weiter an den Darm abgegeben und dort zu den Farbstoffen Urobilinogen und Sterkobilin umgewandelt, welches letzten Endes unserem Stuhl seine charakteristische braune Farbe verleiht. Liegt nun eine Gallengangserkrankung wie zum Beispiel Gallensteine vor, welche den Gallenabfluss verringern oder gar blockieren, kann das Bilirubin nicht vollständig über die Gallenwege ausgeschieden werden. Somit bleibt dem Bilirubin nichts anderes übrig, als sich im Blut anzureichern und den Farbstoff im Gewebe abzulagern. Haut oder auch Augen (Bindehäute) der Betroffenen verfärben sich in Folge dessen gelb. Der Volksmund spricht von der sogenannten Gelbsucht (*Ikterus*). Ein kompletter Gallengangsverschluss hat auch Auswirkungen auf die Farbe des Stuhls. Dieser erscheint dann als äußerst hell. Ist dies der Fall, so sollten Sie als Betroffene/r sich schnellstens einem Arzt vorstellen.

REFERENZBEREICHE BILIRUBIN*	
Gesamt Bilirubin	0,1–1,2 mg/dl
Direktes Bilirubin	< 0,3 mg/dl
Indirektes Bilirubin	< 0,75 mg/dl

Ursachen einer Erhöhung (direktes und indirektes Bilirubin gleichzeitig):

- Hepatitis (siehe Seite 213)
- Vergiftungen mit Alkohol
- Leberzirrhose und Fettleber (siehe Seite 71)

Ursachen einer Erhöhung (nur direktes Bilirubin):

- Gallenwegserkrankungen
- Tumore im Gallengang

ALKALISCHE PHOSPHATASE (AP)

Die Alkalische Phosphatase (AP) ist ein Enzym, das nicht sehr leberspezifisch ist und an vielen Stoffwechselvorgängen in unserem Körper beteiligt ist. Hauptsächlich kommt dieses Enzym in Knochen, Dünndarm, Nieren, Galle, Leber, aber auch in der Plazenta vor. Jedoch stammt die im Blut vorkommende Alkalische Phosphatase hauptsächlich aus dem Knochen und der Leber. Bei einer Schädigung der Leber beziehungsweise einem erhöhten Stoffwechsel dieser ist vermehrt AP im Blut nachzuweisen. Um den Herkunftsort der Alkalischen Phosphatase zu unterscheiden, differenziert man im Labor verschiedene Unterklassen dieses Enzyms. Vor allem bei Verdacht auf Knochentumore, Knochenmetastasen und unklaren Symptomen einer Lebererkrankung untersucht man diesen Laborwert.

REFERENZBEREICHE ALKALISCHE PHOSPHATASE (AP)*	
Frauen	34–104 U/l
Männer	40–129 U/l

Ursachen einer Erhöhung:

- Knochentumore
- Osteoporose (siehe Seite 214)
- Hepatitis (siehe Seite 213)
- Lebertumore
- Niereninsuffizienz (siehe Seite 214)

Ursachen einer Verringerung:

- Schilddrüsenunterfunktion
- Leukämie (siehe Seite 214)
- Zinkmangel

HEPATITIS

Hepatitis bedeutet Leberentzündung. Die Hepatitis leitet sich vom griechischen Wort für Leber (»Hepar« = Leber) und -itis (»itis« = Entzündung) ab. Eine Leberentzündung kann viele Ursachen haben. Zum Beispiel Infektionserreger wie Viren und Bakterien, aber auch Drogen und übermäßiger Alkoholkonsum können eine Hepatitis auslösen. Grundsätzlich unterscheidet man bei dieser Krankheit die akute von der chronischen Form. Von Letzterer spricht man, wenn die Entzündung bereits länger als sechs Monate zurückliegt. Je nach Ausprägung und ob chronisch oder akut, verlaufen die Symptome unterschiedlich. Oft bleibt die Entzündung lange Zeit unbemerkt, da die ersten Symptome recht allgemein und unspezifisch sind. Diese reichen von Müdigkeit und Appetitlosigkeit bis hin zu allgemein grippeähnlichen Symptomen. Erst im späteren Verlauf der Erkrankung kann sich eine Gelbsucht (*Icterus*) entwickeln, welche sich in einer Gelbfärbung der Haut, der Augäpfel sowie einer Entfärbung des Stuhls bemerkbar macht. Der Grund hierfür ist, dass bei einer vorliegenden Entzündung der Leber der gelbe Gallenfarbstoff Bilirubin nicht mehr in ausreichendem Maße in den Darm gelangt und ins Blut abgegeben wird, wo sich dieser konzentriert und die typischen Hautverfärbungen verursacht. Weitere Symptome einer voranschreitenden Hepatitis wären Erbrechen, Übelkeit, Durchfall und Oberbauchbeschwerden.

Bei einer entzündeten Leber spricht man von einer Hepatitis.

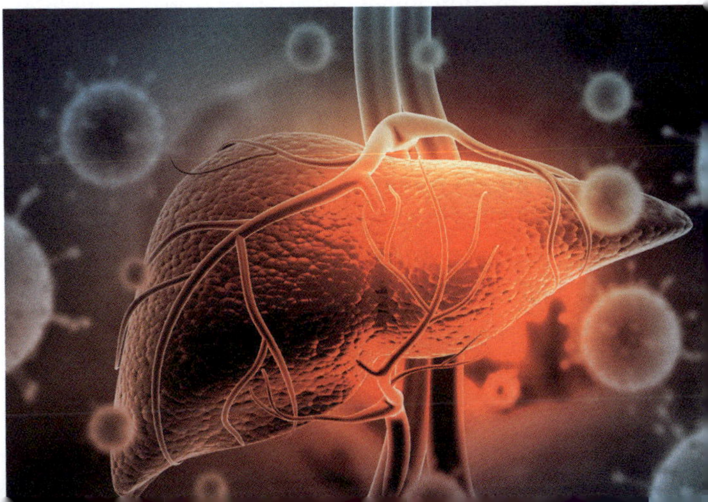

Der häufigste Grund für eine Entzündung der Leber sind Viren. Hier spricht man von einer Virushepatitis oder einer viral bedingten Hepatitis. Im Labor unterscheidet man zahlreiche Unterklassen einer Hepatitis, wie zum Beispiel Hepatitis A, B, C, D und E. Akute Virushepatiden wie beispielsweise Hepatitis A und E heilen oftmals von selbst aus und verlaufen, wie bereits erwähnt, in den meisten Fällen unbemerkt und symptomlos. Hepatitis B und C hingegen sind sehr ansteckend und werden vor allem durch Blut und Körperflüssigkeiten übertragen. Für eine Ansteckung reicht schon eine winzige Menge an Viren aus. Ein besonders hohes Ansteckungsrisiko besteht bei der gemeinsamen Benutzung von Spritzen und Zubehör bei Drogensüchtigen. Aber auch bei der gemeinsamen Nutzung von Zahnbürsten, Rasierern oder Nagelscheren besteht ein erhöhtes Risiko der Ansteckung. Der sicherste Schutz ist eine Impfung. Sie erfolgt in der Regel als Kombi-Impfung (Hepatitis A + B). Gegen Hepatitis C und andere Formen gibt es aktuell keine Impfungen. Für weitere Informationen können Sie jederzeit Ihren Arzt um Auskunft bitten.

Im Labor besteht die Möglichkeit, Ihr Blut auf eine Hepatitis hin zu untersuchen. Dabei greift man häufig auf sogenannte Immunglobuline zurück. Immunglobuline sind Eiweiße, die Krankheitserreger im Blut angreifen und versuchen, diese unschädlich zu machen (Antikörper). Immunglobuline werden üblicherweise mit den Buchstaben Ig abgekürzt und man unterscheidet fünf verschiedene Ig-Typen. IgA (Immunglobulin Typ A), IgG (Immunglobulin Typ G), IgE (Immunglobulin Typ E), IgM (Immunglobulin Typ M) und IgD (Immunglobulin Typ D). Eine besondere Bedeutung in der Diagnostik schenkt man dem IgG und dem IgM. Der IgM-Typ wird als frühestes Immunglobulin im Verlauf einer Immunantwort (Reaktion auf einen körperfremden Stoff) gebildet. Dieser Typ ist also ein Labormarker, der eine Infektion mit einem bestimmten Erreger in einem frühen Stadium nachweist. Im Gegensatz zu den IgM-Typen stehen die IgG-Typen. IgG-Antikörper benötigen etwas mehr Zeit, bis diese gebildet werden, und haben auch weitreichendere Aufgaben. Im Labor macht man sich eine Kombination aus IgM- und IgG-Antikörpern zunutze, denn diese liefern dem Arzt einen Hinweis, ob eine Infektion frisch (IgM) oder schon länger (IgG) besteht.

DAS HERZ

Das Herz, lateinisch »Cor«, ist das wohl bekannteste und gleichzeitig eines der wichtigsten Organe des menschlichen Körpers. Es ist ein 300 bis 350 Gramm schweres und faustgroßes muskulöses Hohlorgan, welches zwischen Wirbelsäule und Brustbein liegt. Eine Scheidewand trennt das Herz in zwei Hälften, die je aus einer Kammer (Herzkammer) und einem Vorhof bestehen. Der linke Teil des Herzens pumpt sauerstoffreiches Blut über die Arterien zu allen Organen und Geweben unseres Körpers. Dem rechten Teil des Herzens wird über die Venen sauerstoffarmes Blut zugeführt, welches von dort weiter in Richtung Lunge gepumpt wird, wo es erneut mit Sauerstoff angereichert werden kann. Damit das Blut nur in eine bestimmte Richtung fließen kann, besitzt das Herz insgesamt vier Klappen, die sogenannten Herzklappen. Diese sitzen jeweils zwischen Vorhof und Kammer der linken beziehungsweise rechten Herzhälfte (Mitralklappe und Trikuspidalklappe), daneben gibt es zwei Herzklappen an den beiden Ausgängen, die Aortenklappe und die Pulmonalklappe. Diese

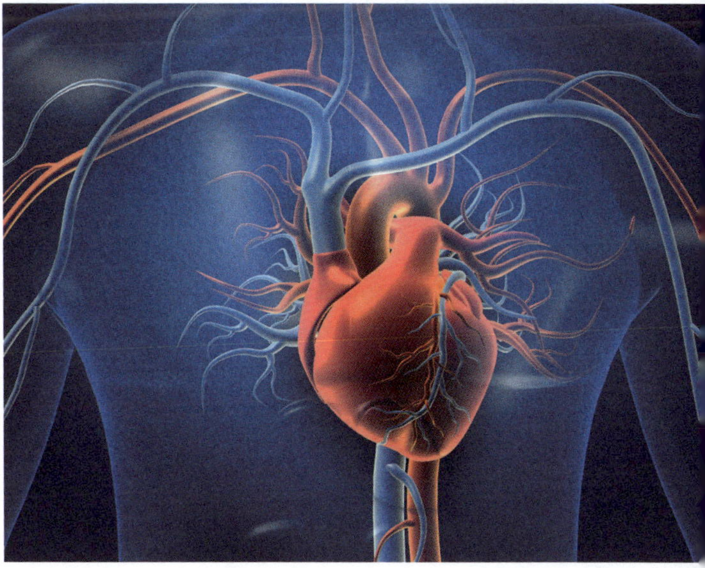

Die Funktion des Herzens besteht in der Bewegung des Blutes im Kreislaufsystem, genauer gesagt im kleinen und großen Blutkreislauf.

Herzklappen öffnen und schließen sich abwechselnd und sorgen wie Ventile dafür, dass das Blut nicht zurückfließt. Pro Herzschlag pumpt das Herz in etwa 100 Milliliter in den Körper- beziehungsweise den Lungenkreislauf. Bei einem Ruhepuls von etwa 70 Schlägen pro Minute sind dies immerhin beachtliche sieben Liter. Ein Teil des Blutes fließt in die Herzkranzgefäße, welche rings um das Herz verlaufen und das Herz selbst mit Nährstoffen versorgen.

DER HERZSCHLAG

Der Herzschlag ist eine pulsierende Bewegung unseres Herzens. In der Wand des rechten Vorhofs befindet sich eine Anhäufung bestimmter spezialisierter Zellen, die den Sinusknoten bilden. Dieser gibt quasi den Takt vor, mit dem unser Herz schlägt. Dieser Takt wird in elektrische Signale umgewandelt und gelangt zu den Herzkammern. Dort angekommen bewirken diese Signale, dass sich Herzmuskeln zusammenziehen. Dies spiegelt sich in einer Pumpleistung wider, wobei das Blut mit Schwung in den Körper gepumpt wird und der Vorgang von vorn beginnt. Der gewöhnliche Ruhepuls liegt zwischen 60 und 80 Schlägen pro Minute. Leistungssportler haben dabei einen deutlich niedrigeren Ruhepuls als untrainierte Personen.

Da unser Herz ein so extrem wichtiges Organ ist, sollten wir dieses hin und wieder mal von einem Arzt oder einem Kardiologen (Facharzt für Herzangelegenheiten) auf dessen Funktions- und Leistungsfähigkeit hin untersuchen lassen. Dabei können neben Blutdruck- und Pulsmessung auch eine EKG-Untersuchung (nähere Informationen dazu ab Seite 32) sowie eine Blutuntersuchung herangezogen werden.

CREATINKINASE

Die Creatinkinase (oftmals nur mit CK abgekürzt) ist ein Enzym des Energie- und Muskelstoffwechsels. Es sorgt dafür, dass alle Muskelzellen mit ausreichend Energie versorgt werden. Hierfür wird ein Molekül namens ATP (Adenosintriphosphat) benötigt. Dieses ATP kann von nahezu jeder Muskelzelle in Energie für die bevorstehende Muskelkontraktion umgewandelt werden. Unter einer Muskelkontraktion versteht man die aktive Anspannung eines Muskels, wodurch dieser verkürzt wird. Anschließend verliert das ATP ein Phosphat-Atom und liegt dem Körper nur noch als energiearmes ADP (Adenosindiphosphat) vor. An dieser Stelle kommt nun die Creatinkinase zum Einsatz. Sie ist in der Lage, das energiearme ADP wieder in das energiereiche ATP umzubauen. Werden nun bei Überlastung, wie bei Muskelkater, durch Sauerstoffmangel oder bei einem Herzinfarkt, Muskelzellen geschädigt, so tritt eine große Menge der Creatinkinase aus den Zellen heraus ins Blut über und kann mit einer einfachen Blutuntersuchung nachgewiesen werden. Da die Creatinkinase aber nicht nur in den Muskelzellen des Herzens, sondern auch in großen Mengen in den Nervenzellen des Gehirns sowie in sämtlichen Muskelzellen des Bewegungsapparates vorkommt, unterscheidet der Therapeut zwischen verschiedenen Unterformen, den sogenannten Isoenzymen. Diese sind mit der Zusatzbezeichnung MM, MB und BB versehen.

- CK-MB: spezifisch für Herzmuskelzellen
- CK-MM: spezifisch für Muskelzellen des Bewegungsapparates
- CK-BB: spezifisch für Nervenzellen des Gehirns

Die CK-MB ist sehr herzspezifisch und gilt als wichtiger Laborparameter bei Verdacht auf eine Herzschädigung oder einen Herzinfarkt.

REFERENZBEREICHE CK*	
Frauen	< 145 U/l
Männer	< 171 U/l

REFERENZBEREICHE CK-MB*	
Frauen	< 24 U/l
Männer	< 24 U/l

Ursachen einer Erhöhung:

- Akute Herzmuskelschädigung
- Myokarditis, Endokarditis (siehe Seiten 213, 214)
- Angina pectoris (siehe Seite 212)
- Herzklappenfehler

KARDIALES TROPONIN

Der wohl wichtigste und entscheidenste Laborparameter bei der Diagnostik eines Herzinfarktes ist das kardiale Troponin. Hierbei handelt es sich um ein Eiweiß, das hauptsächlich in Muskelzellen vorkommt. Ein Muskel besteht aus bis zu mehreren Hundert Muskelfibrillen, welche sich zu Muskelsträngen bündeln. Mit jeder Muskelbewegung ziehen sich unterschiedliche Muskelpartien zusammen. Diese Muskelkontraktion geschieht mithilfe eines Eiweißes namens Troponin. Hierbei unterscheidet man verschiedene Unterformen, wobei das kardiale Troponin ausschließlich in Herzmuskelzellen vorkommt. Kommt es zur Schädigung oder zum Stillstand des Herzens, treten sofort Troponine aus dem Herzen ins Blut über. Dementsprechend lässt sich sagen, dass, sobald Troponin im Blut nachgewiesen wird, eine Schädigung des Herzmuskels vorliegt. Labormediziner können anhand des Werteverlaufs des Troponins den Schweregrad und sogar den genauen Ort der Schädigung (Herzwand, Herzbeutel und so weiter) unterscheiden.

REFERENZBEREICHE KARDIALES TROPONIN*	
Frauen	< 0,4 µg/l
Männer	< 0,4 µg/l

Ursachen einer Erhöhung:

- Herzinfarkt
- Angina pectoris (siehe Seite 212)
- Myokardinfarkt (siehe Seite 214)

HOMOCYSTEIN (HCY)

Das Homocystein (HCY) ist ein im Körper natürlich vorkommendes Zwischenprodukt des Aminosäurestoffwechsels. Genauer gesagt entsteht das Homocystein beim Abbau der Aminosäure Methionin zur Aminosäure Cystein. Unter Zusatz von Folsäure, Vitamin B_6 und Vitamin B_{12} kann das Homocystein nützliche Aufgaben im Körper, wie beispielsweise die Neubildung von Proteinen und Kreatinin, übernehmen. Sammelt sich jedoch im Körper zu viel Homocystein an, lagert es sich in den Gefäßen ab, was zu einer Verkalkung dieser führen kann. Diese Verkalkung kann sich lösen und mit dem Blutfluss zum Herzen transportiert werden, wo sie zu einem Herzinfarkt führen kann. Rauchen, Diabetes mellitus und ein hoher Blutdruck sind typische Risikofaktoren für einen erhöhten Homocysteinspiegel. Aber auch ältere Menschen haben durch häufigen Vitaminmangel infolge von Mangelernährung oftmals einen hohen Homocysteinspiegel, der durch Vitamingabe einfach zu senken ist.

REFERENZBEREICHE HOMOCYSTEIN (HCY)*	
Frauen	< 10 µmol/l
Männer	< 10 µmol/l

Ursachen einer Erhöhung:

- Ausdauersport
- Vitamin-B-Mangel
- Mangelernährung
- Raucher
- Diabetes mellitus (siehe Seite 212)

MYOGLOBIN (MYO)

Das Myoglobin besitzt eine ähnliche chemische Struktur wie das Hämoglobin. Wie Sie bereits wissen, verleiht das Hämoglobin dem Blut seine rote Farbe. Aber auch unsere Muskeln sind rot gefärbt. Hierfür ist das Myoglobin verantwortlich. Das Myoglobin ist also der rote Muskelfarbstoff. Es handelt sich genauer gesagt um ein Eiweiß, dessen Hauptaufgabe es ist, neben der Rotfärbung des Muskels zur Sauerstoffspeicherung in den Muskelzellen beizutragen. Das Myoglobin kommt zu etwa gleichen Teilen in der Muskulatur des Bewegungsapparates, aber auch in der Herzmuskulatur vor. Bei einer Muskelschädigung, wie zum Beispiel bei einem Herzinfarkt, tritt das Myoglobin aus den Muskelzellen aus und führt zu einem raschen Anstieg im Blut. Das Besondere an diesem Labormarker ist, dass es bereits kurze Zeit nach Eintritt einer Muskelschädigung ins Blut übergeht. Das Myoglobin bezeichnet man deshalb als Frühmarker einer Herzmuskelschädigung. Es wird zur Diagnose und zur Verlaufskontrolle eines Herzinfarktes herangezogen. Das Myoglobin kann auch über die Niere ausgeschieden werden. Bei starker Schädigung der Muskulatur findet man hohe Konzentrationen im Urin.

REFERENZBEREICHE MYOGLOBIN (MYO)*	
Frauen	< 110 µg/l
Männer	< 110 µg/l

Ursachen einer Erhöhung:

- Herzinfarkt
- Skelettmuskelerkrankungen
- Sportverletzungen
- Niereninsuffizienz (siehe Seite 214)

LAKTATDEHYDROGENASE (LDH)

Die Laktatdehydrogenase (LDH) ist ein Enzym, das an der Milchsäuregärung beteiligt ist und in jeder Zelle unseres Körpers vorkommt. Mithilfe der Milchsäuregärung gewinnen Zellen Energie aus dem Blutzucker, ohne dass dabei Sauerstoff benötigt wird. Die LDH ist nicht herzspezifisch. Allerdings besitzt LDH die höchste Enzymaktivität in den Zellen des Herzens, des Gehirns, der Leber und der Niere. Die LDH befindet sich im Inneren der Zellen. Werden bei einer Schädigung Zellen zerstört, so wird dieses Enzym freigesetzt und reichert sich im Blut an, wo es als Laborparameter für den Grad einer Zellschädigung genutzt werden kann. Ein erhöhter LDH-Wert weist also auf eine vorhandene Zellschädigung hin. Um nun genauere Auskünfte über den Ort der Schädigung zu bekommen, unterscheidet der Labormediziner zwischen sogenannten Isoenzymen der LDH. Von diesen Isoenzymen gibt es fünf, sie werden als LDH 1–5 bezeichnet und kommen an bestimmten Orten im Körper gehäuft vor. So findet man beispielsweise das Isoenzym LDH-5 gehäuft in der Muskulatur des Bewegungsapparates, wohingegen das Isoenzym LDH-1 überwiegend in der Herzmuskulatur aufzufinden ist.

REFERENZBEREICHE LAKTATDEHYDROGENASE (LDH)*	
Frauen	< 247 U/l
Männer	< 248 U/l

Ursachen einer Erhöhung:

- Herzmuskelerkrankung
- Skelettmuskelerkrankung
- Lebererkrankung
- Lungenembolie (siehe Seite 214)
- Ausdauersport

BRAIN NATRIURETIC PEPTIDE (BNP)

Das BNP ist ein Hormon, das ausschließlich in den Herzkammern gebildet wird und die Ausscheidung von Flüssigkeit in der Niere anregt. Ist genügend BNP im Blut vorhanden, so wird auch die Durchblutung der Nieren gesteigert, was die vermehrte Urinausscheidung erklärt. Das Hormon BNP ist also wichtig für den Wasser- und Salzhaushalt sowie die Blutdruckregulation in unserem Körper. Bei manchen Menschen kommt es aufgrund einer akuten Herzschwäche vor, dass das Herz nicht mehr in der Lage ist, ausreichend Blut durch den Körper zu pumpen, sodass es zu einem Rückstau am Herzen kommt. Dies nimmt das Herz als Anlass, vermehrt BNP ins Blut abzugeben, um diese Herzschwäche zu umgehen. Das BNP ist also der ideale Laborparameter, um eine Herzschwäche zu diagnostizieren.

REFERENZBEREICHE BRAIN NATRIURETIC PEPTIDE (BNP)*	
Frauen	< 130 pg/ml
Männer	< 86 pg/ml

Ursachen einer Erhöhung:

- Herzinsuffizienz (siehe Seite 213)
- Bluthochdruck

DIE BAUCHSPEICHELDRÜSE

Die Bauchspeicheldruse, auch Pankreas genannt, ist eines der wichtigsten Organe unserer Verdauung. Mit gerade einmal etwa 15 Zentimetern Länge und einem Gewicht von etwa 85 Gramm übernimmt dieses Organ gleich mehrere wichtige Aufgaben in unserem Körper. Zum einen bildet es den Bauchspeichel, der wichtige Verdauungsenzyme sowie Elektrolyte enthält, und zum anderen produziert die Bauchspeicheldrüse den Blutzuckerspiegel regulierende Hormone. Anatomisch betrachtet unterteilt man die Bauch-

Die Bauchspeicheldrüse produziert Hormone und Enzyme.

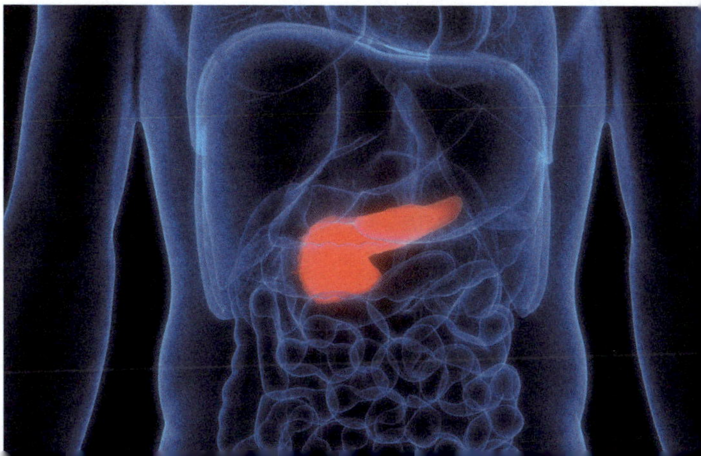

speicheldrüse in drei Segmente. Den Bauchspeicheldrüsenkopf, -körper und -schwanz. Im Bauchspeicheldrüsenschwanz befinden sich Ansammlungen von kleinen hochspezialisierten Zellen, die sogenannten Langerhansschen Inseln, in denen die blutzuckerregulierenden Hormone Glukagon und Insulin gebildet werden. Glukagon besitzt eine den Blutzucker hebende Wirkung, wohingegen das Insulin eine den Blutzuckerspiegel senkende Wirkung aufweist. Kommt es aufgrund einer Entzündung der Bauchspeicheldrüse zu einer vermehrten Produktion der Verdauungsenzyme, so kann die Bauchspeicheldrüse diese nicht mehr effektiv in den Darm weiterleiten. Aufgrund der fehlenden Selbstschutzfunktion der Bauchspeicheldrüse beginnen die Verdauungsenzyme das Organ selbst zu attackieren und zu zerstören. Damit dies nicht geschieht und rechtzeitig erkannt wird, stehen im Labor gleich mehrere Laborparameter zur Verfügung.

AMYLASE (AMY)

Die Amylase ist ein Verdauungsenzym, das von allen Speicheldrüsen, allen voran der Bauchspeicheldrüse, gebildet wird. Die Amylase spaltet die mit der Nahrung aufgenommenen Zuckermoleküle, damit diese für den Körper einfacher verwertbar sind. Eine erste Zuckerspaltung beginnt bereits in der Mundhöhle mit den im Speichel enthaltenen Speichel-Amylasen. Die Zuckermoleküle gelangen letztendlich über Zwischenstopps in den Dünndarm, wo sie von den in der Bauspeicheldrüse produzierten Pankreas-Amylasen weiter zerkleinert werden, bis die zerkleinerten Zuckermoleküle durch die Darmwand ins Blut aufgenommen werden können. Weil die Amylase ein sehr kleines Molekül ist, kann sie problemlos über die Nieren ausgeschieden werden. Aus diesem Grund lässt sich dieses Enzym im Blut sowie im Urin nachweisen. Findet man also in diesen Körperflüssigkeiten eine erhöhte Konzentration des Enzyms, so könnte dies auf eine entzündete Bauchspeicheldrüse hindeuten.

REFERENZBEREICHE AMYLASE (AMY)*	
Serum	28–100 U/l
Urin	< 460 U/l

Ursachen einer Erhöhung:

- Pankreatitis (siehe Seite 214)
- Niereninsuffizienz (siehe Seite 214)
- Tumore
- Hepatitis (siehe Seite 213)

LIPASE (LIP)

Lipasen sind Enzyme des Verdauungssystems. Ihre hauptsächliche Aufgabe besteht darin, die mit der Nahrung aufgenommenen Fette in einfachere Grundbausteine zu zerlegen, um so die Fettverdauung möglich zu machen. Nur mithilfe dieser Enzyme kann der Körper die Nahrungsfette verdauen und sie anschließend in Energie umwandeln. Im Körper werden diese Lipasen an verschiedenen Stellen gebildet und können außerdem mit der Nahrung aufgenommen werden. Für den Arzt ist allen voran die in der Bauspeicheldrüse gebildete Pankreaslipase von großer Bedeutung, denn diese liefert Rückschlüsse auf die Funktionsweise des Organs. Erhöhte Werte treten im Blut nur dann auf, wenn durch eine Blockade die Leitung zwischen Bauchspeicheldrüse und Darm verstopft ist. Dies kann durch eine Entzündung, Gallensteine oder auch durch Tumore der Fall sein. Aber auch erniedrigte Werte liefern wichtige Hinweise über die Funktion des Organs. Geringe Lipasewerte treten immer dann auf, wenn das Organ nicht in der Lage ist, genügend Lipase zu produzieren. Auch hier können schwerwiegende Erkrankungen wie beispielsweise eine chronische Bauchspeicheldrüsenentzündung oder eine Zerstörung von Organgewebe mögliche Auslöser sein.

REFERENZBEREICHE LIPASE (LIP)*	
Frauen	< 70 U/l
Männer	< 70 U/l

Ursachen einer Erhöhung:

- Akute Bauchspeicheldrüsenentzündung
- Gallengangverschluss
- Tumore der Bauchspeicheldrüse

Ursachen einer Verringerung:

- Chronische Bauchspeicheldrüsenentzündung
- Mukoviszidose (siehe Seite 214)

PANKREAS-ELASTASE

Um in unserem Körper Eiweiße verdauen zu können, benötigt der Körper bestimmte Enzyme. Eines dieser Enzyme ist die Elastase. Dieses Enzym wird ausschließlich in der Bauchspeicheldrüse gebildet, weswegen es häufig als Pankreas-Elastase bezeichnet wird. Die in der Bauchspeicheldrüse produzierte Pankreas-Elastase wird als nicht-aktive Form in den Dünndarm abgegeben. Dort angelangt, muss sie erst durch bestimmte, im Dünndarm vorkommende Stoffe aktiviert werden, bevor sie ihre eigentliche Aufgabe wahrnehmen kann. Einmal aktiviert ist die Pankreas-Elastase für die Spaltung von Aminosäuren (die Grundbausteine der Eiweiße) verantwortlich. Da die Pankreas-Elastase erst im Dünndarm aktiviert wird und nicht beziehungsweise nur in sehr geringen Mengen ins Blut übergeht, lässt sich dieser Laborwert sinnvollerweise bei Verdacht auf eine Funktionsstörung der Bauchspeicheldrüse mittels einer Stuhlanalyse nachweisen.

REFERENZBEREICHE PANKREAS-ELASTASE*	
Normale Funktion	> 200 µg/g Stuhl
Leichte Insuffizienz	100–200 µg/g Stuhl
Schwere Insuffizienz	< 100 µg/g Stuhl

Ursache einer Erhöhung:

- Kaum aussagekräftig

Ursachen einer Verringerung:

- Pankreasinsuffizienz (siehe Seite 215)
- Tumore
- Zysten
- Mukoviszidose (siehe Seite 214)

DIE LUNGE

Die Lunge besteht aus zwei Lungenflügeln, in welchen sich viele kleine Luftkanäle, die sogenannten Bronchien, verzweigen. Unter dem Mikroskop erscheinen diese Strukturen wie die Äste eines Baumes. Folgt man diesen Verzweigungen, werden sie immer kleiner und feiner.

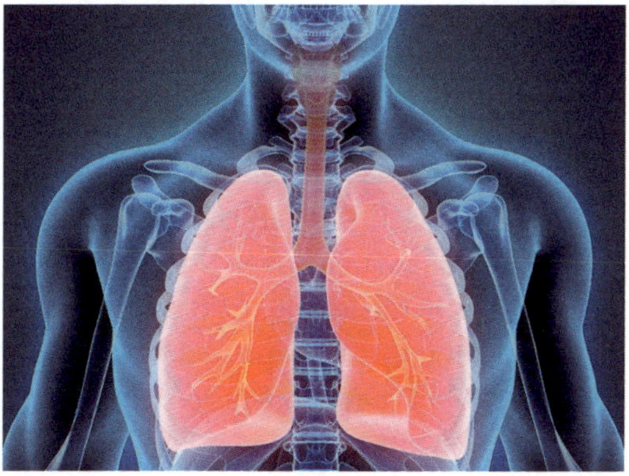

Die Lunge ist zuständig für die Aufnahme von Sauerstoff und die Abgabe von Kohlendioxid.

Die kleinsten dieser Verzweigungen nennt man Bronchiolen. An deren Enden befinden sich die noch kleineren Lungenbläschen, die Alveolen. Schätzungsweise besitzt jeder Mensch in etwa 300 Millionen dieser Lungenbläschen. Atmen wir ein, dehnen wir durch Kontraktion unseres Zwerchfells und der entsprechenden Rippenmuskeln unsere Lunge. Dabei wird ein Unterdruck erzeugt und wir ziehen die Luft ein (Einatmen). Die eingeatmete Luft gelangt über die Luftröhre in die Bronchien, weiter zu den Bronchiolen und letzten Endes in die Lungenbläschen. Dort findet in den feinsten Kapillaren der Gasaustausch mit den roten Blutkörperchen statt. Die sauerstoffarmen und mit Kohlendioxid beladenen roten Blutkörperchen laden das Kohlendioxid dort ab und werden mit frischem Sauerstoff befüllt, der nun über den Blutkreislauf in alle Organe und Gewebe transportiert werden kann. Wissenschaftler haben errechnet, dass jeder einzelne Mensch pro Tag in etwa 12 000 Liter Luft ein- und wieder ausatmet. Das entspricht grob geschätzt 75 Badewannenfüllungen an Luft pro Tag.

BLUTGASWERTE

Zu den wichtigsten Parametern der Lunge gehören der pO_2-Wert (Sauerstoffpartialdruck), der pCO_2-Wert (Kohlendioxidpartialdruck), der pH-Wert und der HCO_3-Wert (Bicarbonat). Unser Blut nimmt mit jedem Atemzug frischen Sauerstoff auf, wodurch der Sauerstoffpartialdruck ansteigt. Nach erfolgreichem Sauerstoffaustausch mit den roten Blutkörperchen wird mit jedem Herzschlag sauerstoffreiches Blut in alle Organe und Gewebe unseres Körpers transportiert. Dort angekommen, nehmen die entsprechenden Zellen den Sauerstoff auf und geben CO_2 (Kohlendioxid) ab. Dadurch sinkt der Anteil an gelöstem Kohlendioxid im Blut wieder. Liegt nun eine Störung der Lunge vor, so kann der Therapeut dies anhand der Blutgaswerte erkennen. Wie bereits erwähnt, hat das Blut eine Pufferfunktion. Dies bedeutet, dass das Blut stetig einen konstanten pH-Wert aufweisen muss, damit alle Vorgänge reibungslos funktionieren können.

DER PH-WERT

Schon als Kind lernt man den Spruch »sauer macht lustig«. Doch wie lustig ist es in unserem Blut, wenn die Blutzellen in einem sauren Milieu schwimmen? Die Antwort auf diese Frage ist ganz und gar nicht lustig. Um die Frage beantworten zu können, muss an dieser Stelle ein wenig ausgeholt werden und die Erklärung ist nötig, was »sauer« überhaupt bedeutet. Unter einer Säure versteht man eine chemische Verbindung, die in der Lage ist, Wasserstoffatome (H-Gruppe) zu spenden, sie enthalten also besonders viele dieser Atome. Säuren werden von Chemikern auch als Protonen-Spender bezeichnet. Das Gegenteil einer Säure ist eine Base. Im Gegensatz zu Säuren enthalten Basen besonders viele Hydroxylgruppen (OH-Gruppe). Der Chemiker bezeichnet Basen als Protonen-Empfänger. Wie sauer eine Flüssigkeit – oder unser Blut – tatsächlich ist, wird über den pH-Wert ermittelt. Der pH-Wert kann zwischen 0 und 14 schwanken, wobei ein pH-Wert unter 7 als sauer und ein pH-Wert über 7 als basisch gilt. Besonders gut lässt sich der pH-Wert am Beispiel von gewöhnlichem Wasser erklären. Wasser hat die chemische Formel H_2O. Wasser enthält exakt gleich viele Säuren- wie Basenteile.

Der normale (physiologische) pH-Wert unseres Blutes liegt im Bereich zwischen 7,36 bis 7,42. Somit ist unser Blut leicht basisch. Sehen wir von dieser Kleinigkeit einmal ab, bedeutet dies, vereinfacht gesagt, dass unser Blut zu fast gleichen Teilen aus Säuren (Anionen) und Basen (Kationen) besteht, dabei kann es immer wieder zu geringfügigen Schwankungen kommen. Nun zurück zu unserer Ausgangsfrage. Würde unser pH-Wert zu sauer werden, fielen wir zunächst ins Koma. Unser Herzmuskel würde innerhalb kürzester Zeit zum Stillstand kommen und wir würden sterben. Leider sieht es, wenn unser Blut zu basisch wäre, nicht viel besser aus. Würde der pH-Wert des Blutes ansteigen, so hätte dies einen enormen Einfluss auf unsere Muskulatur. Unser Körper finge an zu krampfen und nach einiger Zeit würde ebenfalls der Tod eintreten. »Sauer macht lustig« stimmt also in Bezug auf unser Blut nicht ganz. Damit der pH-Wert des Blutes stabil bleibt, verfügt unser Körper über verschiedene Puffersysteme. Ein Puffer ist ein Stabilisator, der die

Aufgabe hat, den pH-Wert konstant stabil zu halten. Eines der bekanntesten Puffersysteme ist unsere Lunge, welche anfallende flüchtige Säuren sofort über die Atmung ausscheidet.

Die Blutgaswerte geben Aufschluss darüber, ob das Blut zu sauer oder zu basisch ist. Dies geschieht anhand der Parameter Bicarbonat und pH-Wert.

REFERENZBEREICHE BLUTGASWERTE*	
pH-Wert	7,34–7,44
pO_2-Wert	71–104 mmHg
pCO_2-Wert	32–46 mmHg
HCO_3-Wert	21–26 mmol/l

Ursachen einer Erhöhung:

- Hyperventilation (siehe Seite 213)
- Verminderung der Atemleistung
- Respiratorische Azidose (siehe Seite 215)

Ursachen einer Verringerung:

- Asthma (siehe Seite 212)
- COPD (siehe Seite 212)
- Herzerkrankungen
- Zu niedrige Sauerstoffkonzentration in der Luft

Die Nieren entfernen nicht benötigte Substanzen und Giftstoffe aus dem Blut, um somit den Salz- und Wasserhaushalt des Körpers zu regulieren.

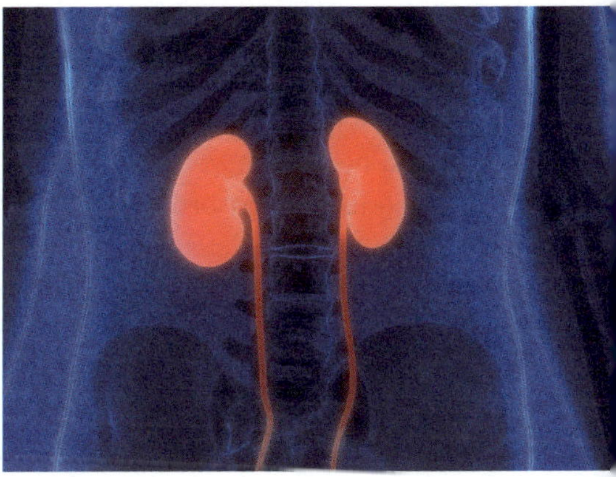

DIE NIERE

Die Niere ist ein paarig angeordnetes, bohnenförmig erscheinendes Organ. Die Nieren befinden sich jeweils rechts und links der Wirbelsäule im hinteren Bauchraum, dicht unterhalb des Zwerchfells. Bei einem gesunden Erwachsenen sind die Nieren jeweils etwa zwölf Zentimeter lang und in etwa 160 Gramm schwer. Da die Nieren nicht durch Rippen oder Ähnliches geschützt sind, ist jede Niere von einer bindegewebsartigen Hülle (Kapsel) umgeben, die das Organ vor Stößen von außen schützt. Die Hauptaufgabe der Niere ist es, die nicht benötigten Substanzen oder Giftstoffe aus dem Blut zu entfernen, um somit den Salz- und Wasserhaushalt des Körpers zu regulieren. Des Weiteren ist die Niere für die Blutdruckregulation und für die Bildung lebenswichtiger Hormone verantwortlich. Zudem wird in diesem Organ der Urin produziert, den wir täglich mehrere Male ausscheiden müssen.

Was ist eigentlich Urin?

Urin ist ein Ausscheidungsprodukt unserer Nieren. Dabei handelt es sich um ein Blutfiltrat, das aus Wasser, Elektrolyten und harnpflichtigen Stoffen wie etwa Harnstoff, Harnsäure, Kreatinin und Ammoniak besteht. Eine gesunde und normal funktionierende Niere filtert gewisse Substanzen teilweise wieder zurück, da sie für den Körper sehr wertvoll sind. Täglich scheiden wir ein bis zwei Liter Urin aus. Diese Menge hängt natürlich stark von der zuvor zugeführten Menge an Flüssigkeit, also der Trinkmenge, ab.

CYSTATIN C

Das Cystatin C ist ein Eiweißstoff, der mit einer gewöhnlichen Blutuntersuchung bestimmt werden kann. Dieses Eiweiß wird in allen kernhaltigen Zellen in unserem Körper gebildet. Aufgrund seiner geringen Größe kann das Cystatin C von der Niere komplett gefiltert und somit aus dem Blut entfernt werden. Bei einer geschädigten und nicht mehr korrekt funktionierenden Niere ist diese nicht mehr in der Lage, dieses Eiweiß vollständig aus dem Blut zu entfernen, wodurch der Cystatin-C-Spiegel im Blut ansteigt. Cystatin C ist somit ein geeigneter Parameter für die Beurteilung der Nierenfunktion.

REFERENZBEREICHE CYSTATIN C*	
Frauen	0,57–0,96 mg/dl
Männer	0,50–0,96 mg/dl

Ursachen einer Erhöhung:

- Niereninsuffizienz (siehe Seite 214)
- Autoimmunerkrankungen (siehe Seite 212)

KREATININ

Einer der wichtigsten Laborwerte, wenn es darum geht, die Gesundheit und die Funktion der Niere festzustellen, ist das Kreatinin. Bei Kreatinin handelt es sich um ein Stoffwechselprodukt des Kreatins, welches in der Muskulatur für die Muskelkontraktion benötigt wird. Neben der Leber produziert hauptsächlich die Niere diesen Stoff, der anschließend zu den Herz- und Skelettmuskeln transportiert wird. Kreatinin zählt zu den harnpflichtigen Stoffen, das heißt, überschüssiges Kreatinin wird über unsere Nieren ausgeschieden. Sollte nun aus irgendeinem Grund eine Nierenschädigung vorliegen, so kann die Niere diese Aufgabe nicht mehr übernehmen und das Kreatinin staut sich an. Daraufhin können erhöhte Konzentrationen im Blut nachgewiesen werden. Jedoch gilt zu sagen, dass es erst zu einem Anstieg im Blut kommt, wenn bereits etwa 50 Prozent der Filterleistung der Nieren nachgelassen haben. Aus diesem Grund eignet sich dieser Parameter nicht zur Früherkennung, sondern nur bei fortgeschrittener fehlerhafter Nierenfunktion.

REFERENZBEREICHE KREATININ*	
Frauen	< 1,00 mg/dl
Männer	< 1,20 mg/dl

Ursachen einer Erhöhung:

- Erhöhter Zerfall der roten Blutkörperchen
- Niereninsuffizienz (siehe Seite 214)
- Gefäßverschluss der Niere
- Nierenversagen

Ursachen einer Verringerung:

- Starkes Untergewicht
- Muskelabbau

KREATININ-CLEARANCE

Schätzungsweise 20 Prozent unseres gesamten Blutvolumens wird über die Niere filtriert. Dabei wird zwischen für den Körper unnützen und schädlichen Stoffen und nützlichen Stoffen wie zum Beispiel Elektrolyten unterschieden. Nützliche Stoffe werden recycelt, wohingegen unnütze Stoffe über den Urin ausgeschieden werden. Dieser Entscheidungsprozess geschieht mehrere Male am Tag und lässt sich unter dem Begriff »Clearance« zusammenfassen. Aus dem Englischen übersetzt bedeutet das Wort so viel wie »Klärung« oder »Freigabe«. Die Kreatinin-Clearance ist demnach der Vorgang, bei dem Kreatinin in einer bestimmten Zeit geklärt wird. Auf diese Weise behält der Körper einen Überblick über den Flüssigkeitshaushalt. Direkt messen lässt sich die Kreatinin-Clearance nicht, jedoch lässt sich diese anhand einer Formel, unter Einbezug der Körpermasse, errechnen.

REFERENZBEREICHE KREATININ-CLEARANCE*	
Frauen	50–100 ml/min
Männer	70–115 ml/min

Ursachen einer Erhöhung:

- Erweiterte Durchlässigkeit der Niere
- Diabetes mellitus (siehe Seite 212)
- Schwangerschaft

Ursache einer Verringerung:

- Akute oder chronische Niereninsuffizienz (siehe Seite 214)

HARNSTOFF (UREA)

Harnstoff ist das Hauptabbauprodukt im Eiweißstoffwechsel. Auch Eiweiße müssen irgendwann einmal im Körper abgebaut werden. Dabei entsteht das für den Körper giftige Ammoniak. Für gewöhnlich ist unser Körper in der Lage, das entstandene Ammoniak zusammen mit Kohlendioxid in der Leber zu ungiftigem Harnstoff umzuwandeln. Über 90 Prozent des dort gebildeten

Harnstoffs wird über die Niere mit dem Harn ausgeschieden. Die restlichen Harnstoffanteile scheidet der Körper über den Darm oder über die Schweißdrüsen aus. Da Harnstoff in den Nieren aus dem Blut filtriert wird, kann man diesen Labormarker zur Beurteilung der Nierenfunktion heranziehen. Für gewöhnlich nehmen wir einen Großteil der Eiweiße mit der Nahrung auf. Dementsprechend lässt sich sagen: Je mehr Eiweiß mit der Nahrung aufgenommen wird, desto mehr Harnstoff kann im Blut und Urin nachgewiesen werden.

REFERENZBEREICHE HARNSTOFF (UREA)*	
Frauen	14–46 mg/dl
Männer	14–46 mg/dl

Ursachen einer Erhöhung:

- Nierenversagen
- Austrocknung
- Eiweißhaltige Ernährung
- Diverse Entzündungen

Ursachen einer Verringerung:

- Lebererkrankungen
- Eiweißarme Ernährung

DER DARM

Der menschliche Darm ist faszinierend. Er übernimmt zahlreiche Verdauungs-, Transport- und Abwehrmechanismen in unserem Körper. Mit einer Gesamtlänge von etwa acht Metern ist er neben der Haut das größte Organ unseres Körpers. Dieser meterlange Verdauungskanal sorgt neben der chemischen Zerlegung und Verarbeitung unserer Nahrung auch für die Aufnahme dieser Bestandteile. Aufgrund seiner Länge füllt er fast den gesamten Bauchraum unterhalb des Magens aus und spielt eine wichtige Rolle im Kampf gegen krankheitsverursachende Mikroorganismen. Man unterscheidet dabei die beiden Abschnitte Dünndarm und Dickdarm. Der Dünndarm allein besitzt eine Gesamtlänge von fünf bis sechs Metern und wird anatomisch noch einmal unterteilt in Zwölffingerdarm, Leerdarm und Krummdarm. Der oberste und gleichzeitig erste Abschnitt des Dünndarms ist der Zwölffingerdarm. In ihn münden die Verdauungssekrete der Gallenblase und der Bauchspeicheldrüse, mit deren Hilfe die Nahrung weiter in Kohlenhydrate, Fette und Eiweiße gespalten wird. Auch der Darm selbst kann wichtige Enzyme produzieren, die zur Nahrungsverdauung beitragen. Dabei werden die dort eintreffenden Kohlenhydrate (Zucker) in kleinere Zuckermoleküle, die Monosaccharide, gespalten. Eiweiße werden in Aminosäuren und Fette in Glycerin und Fettsäuren zerlegt. Nach der Spaltung können die zerlegten Nahrungsbestandteile über den Blutkreislauf aufgenommen und als Baumaterial für Zellen, Enzyme oder Eiweiße wiederverwendet werden. Werden einzelne Nahrungsbestandteile nicht weiterverwendet oder sind aufgrund ihrer Schädlichkeit für den Körper nicht verwertbar, werden diese weiter in den nächsten Abschnitt des Darms transportiert: den Dickdarm. Dort leben in etwa 10 Billionen Mikroorganismen, die ein geschätztes Gesamtgewicht von 1,5 Kilogramm aufweisen.

Die dort lebenden Mikroorganismen sind für die Verarbeitung dieser unverdaulichen Nahrungsbestandteile zuständig. Durch die Arbeit der Mikroorganismen entstehen Gase und Farbstoffe, welche dem Endprodukt, dem Kot, letzten Endes sein typisches Aussehen und seinen charakteristischen Geruch verleihen.

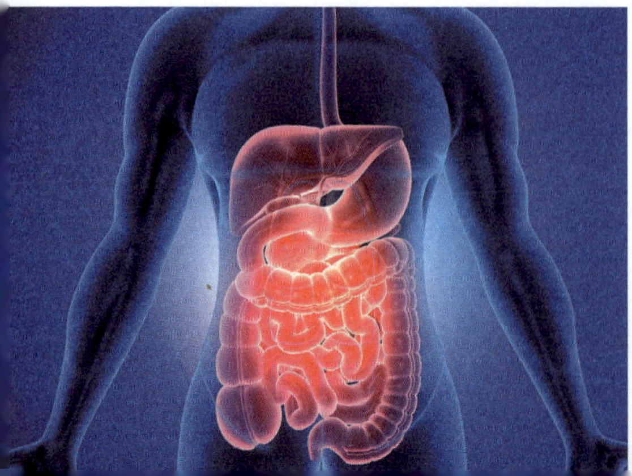

Nach dem Magen wird der Verdauungsprozess im Darm fortgesetzt.

Von der Nahrungsaufnahme bis zur Stuhlentleerung vergehen, je nachdem, was gegessen wurde (ballaststoffreich oder kohlenhydratarm), zwischen 12 und 43 Stunden. Da der Darm so komplex und kompliziert aufgebaut ist, gibt es auch etliche Angriffspunkte, an denen etwas nicht wie gewohnt laufen kann. Auch hier stehen im Labor zahlreiche Untersuchungsmöglichkeiten zur Verfügung. Natürlich hängt dies immer von der Symptomatik ab; einfach auf gut Glück eine Stuhlprobe in ein Labor zu senden wäre unsinnig, denn dazu gibt es zu viele Möglichkeiten, die eine Darmproblematik verursachen können. Außerdem sind Stuhluntersuchungen sehr aufwendig und relativ kostspielig. Ihr Arzt oder Therapeut wird anhand Ihrer Symptomatik und Ihrer Vorgeschichte eine Verdachtsdiagnose stellen, die anschließend mit einer Stuhlprobe bestätigt werden kann. Meist werden die in die Labore eingesandten Stuhlproben auf krankheitsverursachende Bakterien, Pilze oder Viren untersucht. Aber auch bakterielle Fehlbesiedelungen, Mangelzustände, Blutrückstände, Entzündungen oder Darmkrebs lassen sich im Labor feststellen. Über die eben erwähnten Darmentzündungen wollen wir im Folgenden etwas ausführlicher sprechen, denn rund ein Drittel der deutschen Bevölkerung leidet im Laufe des Lebens an Darmbeschwerden, welche durch entzündliche Prozesse verursacht werden. Dazu zählen das Reizdarmsyndrom, der Leaky Gut (siehe Seite 214) oder Morbus Crohn (siehe Seite 214) und Colitis ulcerosa (siehe Seite 212). Die meisten Beschwerden sind auf eine erhöhte Durchlässigkeit der Darmschleimhaut zurückzuführen.

ZONULIN IM STUHL

Das Eiweiß Zonulin ist an der Regulation der Zell-Zell-Verbindungen der Darmschleimhaut beteiligt. Damit Zellen dicht miteinander verbunden bleiben, benötigt der Körper sogenannte *tight junctions*, die für den Zusammenhalt der einzelnen Zellen sorgen. Diese funktionieren wie eine Art Klebstoff, der zwei benachbarte Zellen miteinander verbindet. Wird das Zonulin von den Zellen der Darmschleimhaut aufgenommen, so werden diese *tight junctions* (Zell-Zell-Verbindungen) geöffnet und die Zellen sind nicht mehr fest miteinander verbunden. Der Darm wird also im Prinzip immer löchriger. Viele Menschen können einen bestimmten Getreide-Eiweißstoff namens Gluten nicht richtig verstoffwechseln. In solch einem Fall wird vermehrt Zonulin ausgeschüttet. Warum dies genau der Fall ist, können Wissenschaftler bis heute noch nicht nachvollziehen. Man geht jedoch derzeit davon aus, dass dieser Vorgang ein Teil unseres Immunsystems ist, um den Darm vor möglichen Fehlbesiedelungen zu schützen. Stetig geöffnete Zell-Zell-Verbindungen im Darm führen auf Dauer zu chronischen Darmentzündungen wie beispielsweise einer Zöliakie.

REFERENZBEREICHE ZONULIN IM STUHL*	
Frauen	< 61 ng/g Stuhl
Männer	< 61 ng/g Stuhl

Ursachen einer Erhöhung:

- Zöliakie (siehe Seite 215)
- Autoimmunerkrankungen (siehe Seite 212)
- Diabetes Typ 1 (siehe Seite 212)
- Multiple Sklerose (siehe Seite 214)

ALPHA-1-ANTITRYPSIN

Das Eiweiß Alpha-1-Antitrypsin wird neben den Schleimhautzellen des Dünndarms auch in den Zellen der Leber gebildet, weswegen man diesen Laborwert auch im Blut bestimmen kann. Seine Aussagekraft ist ähnlich der des Zonulins. Das Alpha-1-Antitrypsin ist ein Laborwert, der eine erhöhte Durchlässigkeit der Darmschleimhaut anzeigt. Diese erhöhte Durchlässigkeit kann auf einer auf Antikörper basierenden Nahrungsmittelallergie beziehungsweise -unverträglichkeit beruhen.

Ebenso wird bei durch Bakterien oder Viren ausgelösten Entzündungsprozessen vermehrt Alpha-1-Antitrypsin gebildet, das man dann im Stuhl oder im Blut nachweisen kann.

REFERENZBEREICHE ALPHA-1-ANTITRYPSIN IM STUHL*	
Frauen	< 27 mg/g Stuhl
Männer	< 27 mg/g Stuhl

REFERENZBEREICHE ALPHA-1-ANTITRYPSIN IM SERUM*	
Frauen	90–200 mg/dl
Männer	90–200 mg/dl

Ursachen einer Erhöhung:

- Bakteriell oder viral bedingte Entzündungen
- Zöliakie (siehe Seite 215)
- Nahrungsmittelallergie oder -unverträglichkeit
- Morbus Crohn (siehe Seite 214)
- Colitis ulcerosa (siehe Seite 212)

CALPROTECTIN

Das Calprotectin ist ein calcium- und zinkbindendes Protein, das auf ein erhöhtes Entzündungsgeschehen der Darmschleimhaut hindeutet. Dieses Protein findet sich vermehrt in den Immunzellen des Körpers, den Leukozyten. Aufgrund entzündlicher Prozesse des Darmtraktes wandern vermehrt

Leukozyten zum Entzündungsgeschehen. Dort wird Calprotectin abgegeben und gelangt so in den Stuhl. Die Menge des dort enthaltenen Calprotectins steht in einem engen Zusammenhang mit den am Entzündungsort auftretenden Leukozyten. Vereinfacht gesagt bedeutet dies: Sind viele Leukozyten an der Bekämpfung der Entzündung beteiligt, so findet sich ein erhöhter Calprotectin-Wert im Stuhl. Dieser Labormarker wird auch zur Differentialdiagnostik herangezogen. So zeigen sich beispielsweise bei aktiven Schüben von Morbus Crohn oder Colitis ulcerosa besonders hohe Calprotectin-Werte, wohingegen bei den klassischen Unverträglichkeiten oft keine erhöhten Werte vorliegen.

REFERENZBEREICHE CALPROTECTIN IM STUHL*	
Frauen	10–31 µg/g Stuhl
Männer	10–31 µg/g Stuhl

Ursachen einer Erhöhung:

- Morbus Crohn (siehe Seite 214)
- Colitis ulcerosa (siehe Seite 212)
- Bakterielle Fehlbesiedelung
- Cystische Fibrose (siehe Seite 212)
- Einnahme bestimmter Medikamente

SEKRETORISCHES IGA (SIGA)

Dieses Enzym kann in nahezu allen Körperflüssigkeiten des Menschen nachgewiesen werden, wobei im Blut und im Stuhl die höchsten Konzentrationen anzutreffen sind. Das sIgA wird in erster Linie dazu verwendet, mikrobielle Eindringlinge wie Bakterien, Viren oder Pilze, aber auch Toxine, die in den Darm gelangen, zu bekämpfen. Erhöhte sIgA-Werte deuten immer auf eine bestehende Abwehrreaktion des Körpers gegen diese Eindringlinge hin und somit auf ein akutes Entzündungsgeschehen der Darmschleimhaut. Verminderte Werte hingegen deuten auf eine nicht ausreichende Schutzfunktion der Darmschleimhaut gegenüber potenziellen Eindringlingen hin.

REFERENZBEREICHE SEKRETORISCHES IGA (SIGA) IM STUHL*	
Frauen	510–2040 µg/ml
Männer	510–2040 µg/ml

Ursachen einer Erhöhung:

- Mikrobielle Fehlbesiedelung (siehe Seite 214)
- Akute Entzündungen
- Toxinbelastung (siehe Seite 215)

DARMMIKROBIOM

Bakterien besiedeln unseren Körper – das ist längst kein Geheimnis mehr. Doch wussten Sie, dass allein unser Darm von zwei bis drei Kilogramm dieser kleinen Tierchen besiedelt wird? Erst vor einigen Jahren ist eine interessante Studie erschienen. Dabei wollten Wissenschaftler herausfinden, wie viele Bakterien eigentlich in und auf unserem Körper leben. In dieser Studie wurde als Beispiel ein 70 Kilogramm schwerer, 1,70 Meter großer und rund 20 bis 30 Jahre alter Mann gewählt. Anhand dieses »Referenz-Manns« hat man errechnet, dass dieser aus etwa 37 Billionen menschlicher Zellen besteht. Diese unglaublich hohe Zahl muss man sich einmal auf der Zunge zergehen lassen! Eine Billion ist eine Zahl mit zwölf Nullen. Am Beispiel des Referenz-Mannes sind dies also 37 000 000 000 000 Zellen. Die Wissenschaftler dieser Studie errechneten, dass der Mann von in etwa gleich vielen

Mikroorganismen besiedelt wird, wie er Körperzellen besitzt. Jedoch muss diese Studie mit Vorsicht betrachtet werden, denn es kann durchaus sein, dass die Anzahl der Bakterien von Mensch zu Mensch stark schwankt. Dies könnte an den unterschiedlichen Lebensstilen, aber auch an krankheitsbedingten Veränderungen liegen. Selbst ein natürliches Bedürfnis, wie der Gang zur Toilette, kann die Anzahl der Bakterien in unserem Körper gravierend verändern.

Als Mikrobiom wird die Gesamtheit aller Mikroorganismen bezeichnet. Besonders interessant ist hier die mikrobielle Gemeinschaft in unserem Darm. Deshalb spricht man hierbei vom Darmmikrobiom. Das Darmmikrobiom ist also die Gesamtheit aller Mikroorganismen in unserem Verdauungstrakt und dient als Grundlage unseres Wohlbefindens, wie Wissenschaftler vermuten. Bereits vor der Geburt im mütterlichen Fruchtwasser und während des Geburtsvorgangs selbst werden mütterliche Bakterien auf jeden einzelnen von uns übertragen. Diese siedeln sich im Darm des Neugeborenen an und dienen als Grundlage zum Aufbau des eigenen Darmmikrobioms. Im weiteren Verlauf des Lebens helfen uns zum Beispiel Muttermilch, die Ernährung und unser Lebensumfeld permanent dabei, unser Mikrobiom weiter aufzubauen. Da das Mikrobiom »lebt«, das heißt, aus lebenden und sich eigenständig organisierenden Mikroorganismen besteht, verändert sich dessen Zusammensetzung kontinuierlich. Einflüsse wie das Lebensumfeld, unsere Ernährung, aber auch unsere Gene spielen hierbei eine entscheidende Rolle. Folglich ist das Darmmikrobiom bei jedem Menschen unterschiedlich zusammengesetzt und stellt quasi ein eigenes Universum in jedem einzelnen Körper dar.

In den vergangenen Jahren trat das Darmmikrobiom immer mehr in den Fokus der Wissenschaftler, da von einem kranken und veränderten Darmmikrobiom zahlreiche Erkrankungen wie beispielsweise Übergewicht, Diabetes, Herz-Kreislauf-Erkrankungen, neurodegenerative Erkrankungen, Depressionen oder gar Krebs ausgehen können. Leider steckt die Forschung zu diesem Thema noch in den Kinderschuhen und ein Zusammenhang mit schwerwiegenden Erkrankungen und unserem Darmmikrobion konnte bisher lediglich in Tierversuchen gezeigt werden. Doch auch beim Menschen sind bereits einige Erkrankungen im Zusammenhang mit einem Ungleichgewicht des Darmmikrobioms beschrieben worden.

Nun könnte man sich die Frage stellen, warum wir nicht krank werden, wenn wir von so vielen Mikroorganismen in und auf uns besiedelt werden? Diese Frage ist selbstverständlich berechtigt und der Grund hierfür ist recht simpel. Wir haben gelernt, mit diesen Mikroorganismen eine erfolgreiche Lebensgemeinschaft zu bilden. Geht es unserem Darmmikrobiom gut, so geht es auch uns Menschen gut. Diese Mikroorganismen helfen uns dabei, die mit der Nahrung aufgenommenen Nährstoffe zu verdauen, die wir sonst ungenutzt wieder ausscheiden müssten, und helfen uns außerdem, uns vor schädlichen Bakterien zu schützen. Im Gegenzug dazu bieten wir den Mikroorganismen eine gleichmäßig konstante Körpertemperatur und einen ständigen und kontinuierlichen Nahrungsnachschub, von dem die Mikroorganismen profitieren. Wir Menschen ergänzen uns also perfekt mit unserem Darmmikrobiom.

Um es besser verstehen zu können, wird von Wissenschaftlern eine Methodik angewandt, die man als 16s-Gensequenzierung bezeichnet. Diese Methode ermöglicht es, dass innerhalb weniger Stunden über 1000 unterschiedliche Bakterienstämme in Art und Umfang ausgewertet und genauer beschrieben werden können.

SO FUNKTIONIERT DIE 16S-GENSEQUENZIERUNG

Als Untersuchungsmaterial benötigen die Wissenschaftler das Erbmaterial, die DNA, der entsprechenden Bakterien. Hierfür wird die zu untersuchende Stuhlprobe in einem sterilen Behälter an ein entsprechendes Analyselabor gesendet. Dort entfernen die Wissenschaftler die Bakterienhüllen und isolieren die DNA. Da die DNA eines einzelnen Bakteriums sehr gering ist, muss diese vorher in einem speziellen Verfahren namens Polymerase-Kettenreaktion (PCR) vervielfältigt werden. Die vermehrte DNA wird anschließend mit einem Genmarker versetzt und kann in einem weiteren komplizierten Verfahren ausgelesen (sequenziert) werden. Dabei erhält man eine ungeheure Menge an Daten: insgesamt vier Gigabyte an Rohdaten, was der Speichermenge eines Full-HD-Films entspricht. Um diese Menge an Daten überhaupt verarbeiten zu können, muss ein Analyseverfahren aus einem benachbarten Forschungsfeld, der Bioinformatik, angewendet werden. Erst dann kann die aufwendige Mikrobiomanalyse ausgewertet und verständlich dargestellt werden. Diese bioinformatische Technik beruht auf drei Verarbeitungsschritten. Im ersten Schritt werden die nach der Sequenzierung erhaltenen Informationen nach Qualität und Vollständigkeit gefiltert, um ein möglichst vollständiges Bild des gesamten Mikrobioms zu erhalten. Im zweiten Schritt werden die DNA-Abschnitte mit DNA-Datenbanken verglichen. So können die ausgelesenen DNA-Abschnitte bereits bekannten Bakterien zugeordnet werden. In einem dritten und letzten Schritt werden statistische Berechnungen zur Bestimmung der Diversität und der Artenvielfalt durchgeführt.

Aus diesen Erkenntnissen können Ärzte und Mikrobiologen ein genaueres Bild eines jeden Patienten bekommen, was in Zukunft dabei helfen soll, Therapien individuell anzupassen.

Tipps für eine gesunde Darmflora

1. Essen Sie gesund und abwechslungsreich.
2. Lassen Sie sich Zeit beim Essen und vermeiden Sie dabei Stress und Hektik.
3. Verwenden Sie häufig Vollkornprodukte.
4. Vermeiden Sie stark zuckerhaltige Speisen und Getränke und reduzieren Sie Ihren Alkoholkonsum.
5. Greifen Sie hin und wieder zu Prä- und Probiotika.

6 KOMPLEXE SYSTEMISCHE ERKRANKUNGEN

ENTZÜNDUNGEN

Bei einer Entzündung handelt es sich um eine Abwehrreaktion des Körpers auf einen bestimmten Reiz. Dieser Reiz kann ein Erreger wie beispielsweise ein Bakterium, Pilz oder Virus, aber auch ein Fremdkörper wie zum Beispiel ein Splitter im Finger sein. Eine Entzündung muss also nicht immer von einem Bakterium ausgelöst werden. Biologisch gesehen genügt für die Bezeichnung »Entzündung« schon der Versuch des Körpers, diesen schädlichen Reiz zu bekämpfen. Der Mediziner spricht hierbei von den fünf Zeichen einer Entzündung. Rötung (*Rubor*), Wärme (*Calor*), Schwellung (*Tumor*), Schmerz (*Dolor*) und Funktionsverlust (*Functio laesa*).

Rötung: Der durch den Entzündungsprozess ausgelöste Reiz führt zur direkten oder auch indirekten Schädigung der umliegenden Blutgefäße. Während die Blutung durch Einsetzen der Blutgerinnung gestoppt wird, veranlassen zahlreiche Botenstoffe wie etwa Histamin eine Erweiterung der umliegenden Blutgefäße, die somit stärker durchblutet werden. Dadurch wird der Blutstrom im betroffenen Bereich verlangsamt und die für die Wundheilung benötigten Zellen und Stoffe können einfacher aus dem Blut in das geschädigte Gewebe austreten. Aufgrund der gesteigerten Durchblutung im benachbarten Bereich der Entzündung erscheint der betroffene Bereich gerötet.

Wärme: Dadurch, dass nun mehr Zellen und entsprechende Stoffe, die dem Entzündungsprozess entgegenwirken, zum Entzündungsherd strömen, kommt es zu einer vermehrten Wärmeproduktion, weshalb eine entzündete Stelle oftmals als wärmer empfunden wird.

Schwellung: Aufgrund des erhöhten Flüssigkeitsaustritts der umliegenden Gefäße bilden sich am Entzündungsort sogenannte Ödeme. Ödeme sind Wasseransammlungen zwischen den austretenden Gefäßen und den benachbarten Zellzwischenräumen. Dadurch erscheint die entzündete Stelle dicker als gewöhnlich.

Schmerz: Dieses Entzündungszeichen kann mehrere Ursachen haben. Zum einen kann der Schmerz aufgrund geschädigter Nervenzellen, die die Schmerzsignale an das Rückenmark und weiter an das Gehirn leiten, ausgelöst werden. Zum anderen können durch gewisse freigesetzte Entzündungsstoffe Zellen zerstört werden, was ebenfalls als schmerzhaft wahrgenommen werden kann. Des Weiteren kann auch das eben beschriebene Ödem einen schmerzhaften Druck auf die umliegenden Nervenzellen ausüben.

Funktionsstörung: Eine gestörte oder verminderte Funktion liegt dann vor, wenn die betroffene Stelle nicht mehr richtig bewegt werden oder arbeiten kann. Die Funktionsstörung lässt sich aus der Summe der eben beschriebenen Entzündungszeichen erklären. Dies kann bei kleinen Entzündungen ein harmloser Prozess sein. Sind jedoch lebenswichtige Organe betroffen, so kann dies zu fatalen Komplikationen führen.

Jedoch gilt zu erwähnen, dass nicht alle dieser fünf Entzündungszeichen auftreten müssen. Manche Entzündungen verlaufen als »stumme« Entzündungen, die wir überhaupt nicht mitbekommen, da sie keinerlei Beschwerden verursachen.

Eine Entzündung bedeutet für unseren Körper immer enormen Stress. Die Bekämpfung einer Entzündung benötigt deswegen große Mengen an Energie. Gelingt es dem Körper nicht, die Entzündungsursache zu eliminieren, so kann es rasch zu einer zunehmenden Erschöpfung kommen. In solch einem Fall versagen oftmals wichtige Organe, wie beispielsweise die Nebennierenrinden, die für die Produktion der Stresshormone benötigt werden. Dieses Organversagen kann einen tödlichen Verlauf nehmen, insbesondere im Falle einer Blutvergiftung (Sepsis). Doch so weit sollten Sie es nicht kommen lassen. Im Labor stehen mehrere Untersuchungsmöglichkeiten zur Verfügung, um eine Entzündung zu diagnostizieren oder bereits in einem sehr frühen Stadium zu erkennen.

CRP

Die Abkürzung CRP steht für C-reaktives Protein und ist ein in der Leber gebildetes Eiweiß, das zu den Akute-Phase-Proteinen zählt. Unter den sogenannten Proteinen versteht man Eiweiße, die bei einer akuten Entzündung vermehrt gebildet und ins Blut abgegeben werden. Diese Eiweiße haben die Aufgabe, das durch die Entzündung aktivierte Immunsystem zu unterstützen und die Entzündungsursache zu bekämpfen. Gelangen durch eine Verletzung Infektionserreger in den Körper und verursachen eine Entzündung, so hat das CRP die Aufgabe, sich an der Oberfläche dieser Erreger festzusetzen. Dadurch wird den Immunzellen des Körpers signalisiert, welche »Eindringlinge« angegriffen und abgebaut werden dürfen und welche nicht. Wie es sich bereits vom Namen ableiten lässt, reagieren die Akute-Phase-Proteine sofort und schnell. Innerhalb von Stunden kann der Wert des CRP um das Zehn- bis Tausendfache erhöht im Blut nachgewiesen werden. Sobald die Entzündung abgeklungen ist, fällt dieser Wert wieder auf ein normales Level herab. Das CRP eignet sich also hervorragend zum Nachweis und zur Verlaufskontrolle einer im Körper ablaufenden Entzündung.

REFERENZBEREICHE CRP-WERT*	
Frauen	< 0,5 mg/l
Männer	< 0,5 mg/l

Ursachen einer Erhöhung:

- Entzündungen
- Lungenentzündung
- Tumore
- Rauchen
- Sepsis (siehe Seite 215)

BLUTSENKUNGSGESCHWINDIGKEIT (BSG)

Die BSG, Blutsenkungsgeschwindigkeit oder nur Blutsenkung (BS), ist ein heutzutage eher selten angeforderter Laborparameter. Als die großen Labordiagnostikgeräte noch in den Kinderschuhen steckten, wurde auf diesen Parameter viel häufiger zurückgegriffen. Jedoch hat die Blutsenkung nichts an ihrer Aussagekraft verloren. Der große Nachteil der BSG ist, dass die Bestimmung ziemlich genau zwei Stunden dauert. Eine zuvor ungerinnbar gemachte Blutprobe wird senkrecht vor eine Art Lineal gestellt. Aufgrund der Schwerkraft sinken die in der Blutprobe enthaltenen Zellen allmählich langsam zu Boden. Hierbei ist entscheidend, wie lange die Zellen benötigen, um sich am Boden des Röhrchens abzusetzen. Sind im Körper Entzündungsprozesse im Gange, so bilden sich schädliche Stoffe, welche die Blutkörperchen verklumpen lassen. Dadurch fallen die Zellen schneller in Richtung Boden. Die Blutsenkung ist somit eine bereits in die Jahre gekommene, aber nichtsdestotrotz noch immer sehr aussagekräftige und hin und wieder angeforderte Methode, um Entzündungsprozesse im Körper nachzuweisen. Wie jede Methode hat auch die BSG ihre Vor- und Nachteile. So muss eine veränderte BSG nicht zwingend auf eine Entzündung hindeuten. Auch die Einnahme diverser Medikamente wie beispielsweise die Antibabypille, Gerinnungshemmer oder aber eine cholesterinreiche Ernährung können zu einer veränderten Blutsenkungsreaktion führen.

Wichtig zu erwähnen wäre ebenfalls, dass eine normale und unveränderte BSG eine bestehende Krankheit nicht zwingend ausschließt. Es gibt zahlreiche Belege für Krankheiten, bei denen sich die Blutsenkung im normalen Bereich befindet. Ihr Hausarzt kann Ihnen hierzu weitere Informationen liefern.

REFERENZBEREICHE BLUTSENKUNGSGESCHWINDIGKEIT (BSG)*	
Frauen (< 50. Lj.)	< 20 mm/h
Frauen (> 50. Lj.)	< 30 mm/h
Männer (< 50. Lj.)	< 15 mm/h
Männer (> 50. Lj.)	< 20 mm/h

Ursachen einer Erhöhung:

- Entzündungen
- Sepsis (siehe Seite 215)
- Nieren-/Lebererkrankungen
- Tumorerkrankung
- Schwangerschaft

Ursachen einer Verringerung:

- Blutbildungsstörungen (siehe Seite 212)
- Vermehrung der Erythrozyten
- Herzmuskelschwäche

INTERLEUKIN-6 (IL-6)

Das Interleukin-6 (IL-6) ist eine Untergruppe der Interleukine und wird zu den Zytokinen gezählt. Zytokine sind Stoffwechselprodukte der weißen Blutkörperchen und dienen als Signalstoffe. Diese Signalstoffe können zur Aktivierung und zur Anlockung bestimmter Abwehrzellen verwendet werden. Bei einer bestehenden Entzündung werden vermehrt Zytokine gebildet und über das Blut zur Leber transportiert. Dort veranlassen sie die Produktion und Freisetzung von Akute-Phase-Proteinen, wie das bereits erwähnte CRP. Eines der wichtigsten Zytokine, das im Blut gemessen werden kann und hauptsächlich bei Entzündungen im Körper gebildet und freigesetzt wird, ist das Interleukin-6.

REFERENZBEREICHE INTERLEUKIN-6 (IL-6)*	
Frauen	< 15 ng/l
Männer	< 15 ng/l

Ursachen einer Erhöhung:

- Entzündungen
- Sepsis (siehe Seite 215)
- Morbus Alzheimer (siehe Seite 173)
- Rheumatische Erkrankungen (siehe Seite 215)

PROCALCITONIN (PCT)

Bei Procalcitonin (PCT) handelt es sich um eine Vorstufe des in der Schilddrüse gebildeten Hormons Calcitonin. Für gewöhnlich wird diese Vorstufe nicht in den Blutkreislauf ausgeschwemmt. Jedoch kommt es bei schweren, vorwiegend bakteriellen Entzündungen zu einer vermehrten Bildung von Procalcitonin. Warum dies der Fall ist, konnte man bis heute nicht vollständig klären. Dieses übermäßig gebildete PCT kann nicht vollständig verarbeitet werden und wird dann in die Blutbahn ausgeschwemmt. Ein erhöhter PCT-Wert deutet also immer auf eine ablaufende Entzündung im Körper hin und dient in erster Linie zur Verlaufsbeurteilung einer Blutvergiftung. Da das PCT hauptsächlich bei bakteriellen Entzündungen vermehrt gebildet wird, dient es auch der Unterscheidung zwischen einer bakteriellen und einer nicht bakteriellen Entzündung. Bei einer Blutvergiftung handelt es sich meist um eine akute und lebensbedrohliche Situation. Betroffene Patienten werden meist intensivmedizinisch betreut. Der PCT-Wert ist einer der am häufigsten angeforderten Entzündungsparameter in der Intensivmedizin.

REFERENZBEREICHE PROCALCITONIN (PCT)*	
Frauen	< 0,5 ng/ml
Männer	< 0,5 ng/ml

Ursachen einer Erhöhung:

- Bakterielle Entzündung
- Schilddrüsentumor

ALLERGIEN

Eine Allergie ist eine Art Fremdreaktion, die als eine überempfindliche Abwehrreaktion des Immunsystems beschrieben wird. Diese übertriebene Reaktion ist jedoch krankhaft und kann sogar lebensgefährlich sein. Unser Immunsystem ist sehr lernfähig und weiß normalerweise, was schädlich für den Körper ist und was nicht. Doch hin und wieder kommt auch unser Immunsystem durcheinander. Hat eine Person eine Allergie, ist diese Unterscheidung zwischen gesund und krank nicht mehr voll funktionsfähig und es können unterschiedliche, teilweise sogar lebensbedrohliche Symptome auftreten.

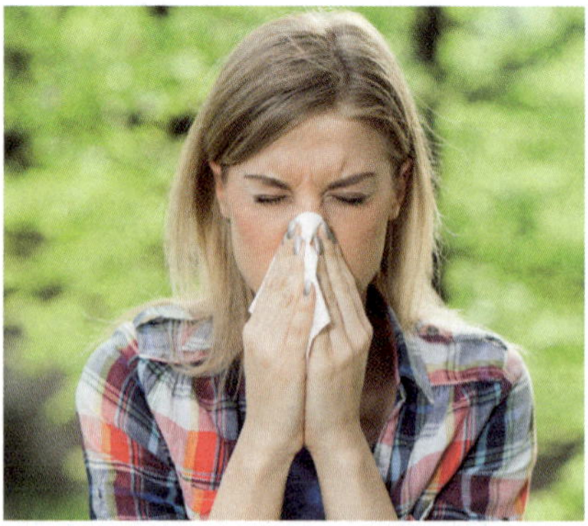

Allergien sind eine krankhafte Abwehrreaktion des Immunsystems auf bestimmte, normalerweise harmlose Umweltstoffe.

- Juckende, gerötete Hautausschläge
- Angeschwollene Schleimhäute
- Atemnot, Asthmaanfälle
- Schnupfen, Niesen, Husten

Viele allergische Reaktionen treten für gewöhnlich lokal begrenzt an verschiedenen Körperstellen auf. Andere schwerwiegend verlaufende Reaktionen können den ganzen Körper betreffen. Sollte eine allergische Reaktion den gesamten Organismus beeinträchtigen, so kann es im schlimmsten Fall zu einem anaphylaktischen Schock kommen. Dies ist eine schwere Form der Überempfindlichkeitsreaktion des Körpers auf das Allergen, was wiederum zu einem lebensbedrohlichen Atem- und Herzkreislaufstillstand führen kann. Es gibt verschiedene Allergene, die allergische Reaktionen auslösen. Allergene sind Antigene, also Fremdstoffe, die im menschlichen Körper nicht erwünscht sind, das heißt, sie werden vom Körper als fremd eingestuft. Hierzu zählen zum Beispiel Tierhaare, Nahrungsmittel oder Medikamente. Es gibt verschiedene Arten von Allergien, die sich durch unterschiedliche Symptome äußern.

TYP-1-ALLERGIE

Eine der häufigsten Allergieformen ist die Typ-1-Allergie. Sie entsteht aufgrund einer Fehlfunktion der Regulierung der Immunglobuline vom Typ E (IgE-Antikörper). IgE-Antikörper werden von Plasmazellen gebildet und binden nach ihrer Freisetzung hauptsächlich an den Oberflächen bestimmter Immunzellen, den Mastzellen. Nicht gebundene IgE-Antikörper verbleiben als freie Moleküle im Blut. Eine der wichtigsten Aufgaben dieser IgE-Antikörper ist es, Parasiten wie zum Beispiel Würmer und andere Einzeller abzuwehren. Des Weiteren spielen diese Antikörper eine entscheidende Rolle bei Allergien vom Typ 1. IgE-Antikörper können die Freisetzung von Histamin (Mediator bei Entzündungsreaktionen) aus den Mastzellen innerhalb von Sekunden oder Minuten fördern. Aus diesem Grund spricht man bei einer Typ-1-Allergie auch vom Sofort-Typ. Die IgE-Aktivität wird normalerweise über die T-Zellen kontrolliert und gegebenenfalls eingeschränkt. Dies bedeutet, dass im Körper unmittelbar nach Kontakt mit einem Allergen die Produktion der IgE-Antikörper angekurbelt wird. Das Immunsystem ist so gegen diese Antigene sensibler geworden. Beim erneuten Kontakt mit demselben

Allergen verbinden sich die IgE-Antiköper mit den Mastzellen. Erst durch den Komplex, bestehend aus Allergen, IgE-Antikörper und Mastzellen, wird der Mediatorstoff Histamin gebildet. Dies verursacht die typischen allergischen Symptome. Histamin sorgt für eine Erweiterung der Gefäße, sodass diese durchlässiger werden. Durch die Erweiterung der Gefäße fließt vermehrt Blut ein, was die typischen Symptome wie Rötung oder Schwellung der Haut beziehungsweise Schleimhaut erklärt. Ein Übermaß an Histamin führt zu Juckreiz und vermehrter Schleimbildung in den Schleimhäuten.

Symptome einer Typ-1-Allergie:

- Geschwollene Nasenschleimhaut
- Vermehrte Bildung von Nasensekret und Tränenflüssigkeit
- Niesen, Juckreiz in Nase und Augen
- Rötung oder Quaddeln an der Haut, Bläschenbildung, Schwellung

Typische Beispiele für eine Typ-1-Allergie:

- Allergisches Asthma (siehe Seite 212)
- Heuschnupfen
- Nesselsucht (siehe Seite 214)
- Allergien gegen Arzneimittel
- Allergien gegen Nahrungsmittel

TYP-2-ALLERGIEN

Die Typ-2-Allergien sind eher selten und gehören ebenfalls zu den durch das Immunsystem vermittelten allergischen Reaktionen ähnlich der Typ-1-Allergie. Bei einer Typ-2-Allergie spielen die IgE-Antikörper keine Rolle. In diesem Fall bildet der Körper IgG- beziehungsweise IgM-Antikörper gegen Antigene, die sich auf bestimmten köpereigenen Zellen befinden. Binden die IgG- oder IgM-Antigene an diese Zellen, so bilden sie größere Einheiten (Komplexe).

Diese großen Komplexe locken nun Abwehrzellen an, die als Fresszellen dienen. Fresszellen sollen Eindringlinge verschlingen und verdauen beziehungsweise entsorgen. Diese Aufgabe können die Fresszellen nicht mehr erfüllen, da die Komplexe einfach viel zu groß sind. Daraufhin schütten sie weitere Enzyme zur Unterstützung aus. Nun kämpfen die Enzyme gegen körpereigene Zellen und können so gesundes Gewebe schädigen.

Typische Krankheiten der Typ-2-Allergie:

- Goodpasture-Syndrom (siehe Seite 213)
- Thrombozytopenie (siehe Seite 215)
- Agranulozytose (siehe Seite 212)
- Zwischenfälle bei der Bluttransfusion (Verwechslung von Blutkonserven)

TYP-3-ALLERGIEN

Typ-3-Allergien können verzögert nach Stunden, Tagen oder gar Monaten auftreten. Im Gegensatz zur Typ-2-Allergie, in der die Antigene auf körpereigenen Zelloberflächen gebunden sind, liegen die Antigene beim Typ 3 frei löslich im Blut. Wie bereits erwähnt, entstehen größere Einheiten (Immunkomplexe) durch die Bindung von Antikörpern an entsprechende Antigene. Durch diese Immunkomplexe werden Abwehrzellen angelockt, die versuchen, diese auszuschalten. Doch aufgrund der Größe gelingt dies nicht immer. So können sich die Immunkomplexe in Organen oder an Gelenken ablagern, was wiederum zu einer Entzündung führt. Unsere Blutplättchen gelangen über die gesteigerte Blutzufuhr ebenfalls zum Entzündungsgebiet. Auch dies führt zu einem weiteren Problem. Durch die Ablagerung der Blutplättchen am Entzündungsgebiet können kleine Blutgerinnsel entstehen, die wiederum kleine Blutgefäße verstopfen können. Das wiederum führt zum Absterben, zu Funktionsstörungen oder gar zum Verlust des Organs des von der Versorgung abgeschnittenen Gewebes. Wie Sie sehen, wird durch eine allergische Reaktion eine Kettenreaktion aus verschiedenen Erkrankungen verursacht.

Typische Krankheiten für eine Typ-3-Allergie:

- Serumkrankheit (siehe Seite 215)
- Gefäßentzündungen
- Farmer-Lunge (siehe Seite 213)

TYP-4-ALLERGIE

Die Typ-4-Allergie ist die zweithäufigste Allergieform. Hierbei greifen die T-Lymphozyten (Abwehrkörper) eingedrungene Fremdkörper direkt an. Beim Kampf gegen diese Fremdkörper setzen die T-Lymphozyten Lymphokine frei. Lymphokine sind eine Untergruppe der Zytokine und helfen bei der Signalübertragung zwischen Zellen sowie beim Wachstum von Zellen. Lymphokine werden also von den T-Lymphozyten ausgeschüttet und locken so weitere Leukozyten, also Abwehrkörper, zum Ort des Allergens. Dort wiederum entsteht eine Entzündung.

Beispiele für eine Typ-4-Allergie:

- Transplantationsabstoßung
- Allergisches Kontaktekzem (siehe Seite 212)

Zusammengefasst bedeutet dies, dass jede Allergie über eine immunologische Reaktion entsteht. Die Typ-1-Allergie ist eine Soforttyp-Reaktion, sprich eine Allergie, die in wenigen Sekunden bis Minuten entsteht. Die Typ-2-Allergie ist der zytotoxische Typ und tritt innerhalb von Minuten und Stunden auf, wodurch Zellen vernichtet werden können. Die Typ-3-Allergie ist die Immunkomplex-Reaktion und tritt nach mehreren Stunden auf, in der über eine Immunkomplexbildung Gewebsschädigungen oder Entzündungen entstehen können. Die Typ-4-Allergie ist eine zelluläre Immunreaktion und löst eine Entzündungsreaktion aus. Voraussetzung für alle Typen einer Allergie ist die Sensibilisierung. Bei der Sensibilisierung handelt es sich um einen Vorgang, der einer Allergie vorausgeht. Das bedeutet, dass das Immunsystem beim Erstkontakt mit einem Fremdstoff reagiert beziehungsweise sensibilisiert wird, sodass beim zweiten Kontakt eine allergische Reaktion ausgelöst wird.

NACHWEIS EINER BESTEHENDEN ALLERGIE

Die häufigste Methode ist der Hauttest (Prick-Test), dabei werden verschiedene Substanzen, also Allergenextrakte, auf unterschiedlichste Weise mit der Haut in Kontakt gebracht. Die Substanzen werden in geringen Mengen in verschiedenen Abständen mithilfe einer feinen Nadel auf die Haut aufgetragen. Nach einer bestimmten Zeit werden die Stellen untersucht, an denen die Allergenextrakte mit der Haut in Kontakt geraten sind. Dabei untersucht der Arzt, ob lokale Symptome wie zum Beispiel Rötung, Schwellung oder Juckreiz entstanden sind. Die Menge, die man auf die Haut bringt, ist so gering, dass lebensgefährliche oder schwerwiegende Symptome ausgeschlossen werden können. Reagiert die lokale Stelle mit Symptomen auf eine bestimmte Substanz, so kann eine Allergie als gesichert gelten.

Auch eine Blutuntersuchung ist möglich. IgE-Antikörper können in Blutproben gemessen werden. Erhöhte Werte geben also Auskunft darüber, dass der Körper generell mehr IgE-Antikörper bildet. Ein Parasitenbefall oder hämatologische Erkrankungen können ebenfalls zu erhöhten IgE-Werten führen.

REFERENZBEREICHE IGE*	
Frauen	Bis zu 100 U/ml
Männer	Bis zu 100 U/ml

Ursachen einer Erhöhung von IgE:

- Neurodermitis (siehe Seite 214)
- Allergischer Schnupfen
- Krebserkrankungen
- Wurmbefall

Ursachen einer Verringerung von IgE:

- Agammaglobulinämie

REFERENZBEREICHE IGM*	
Frauen	40–230 mg /dl
Männer	40–230 mg /dl

Ursachen einer Erhöhung von IgM:

- Monoklonale Gammopathie
- Lebererkrankungen
- Krebserkrankungen
- Autoimmunerkrankungen (siehe Seite 212)

Ursachen einer Verringerung von IgM:

- Nephrotisches Syndrom (siehe Seite 214)
- Exsudative Enteropathie (siehe Seite 213)
- Verbrennungen
- Therapiemaßnahmen (zum Beispiel Medikamente, die das Immunsystem unterdrücken)

REFERENZBEREICHE IGG*	
Frauen	700-600 mg /dl
Männer	700-600 mg /dl

Ursachen einer Erhöhung von IgG:

- Akute und chronische Infektionen
- Autoimmunerkrankungen (siehe Seite 212)
- Lebererkrankungen
- Krebserkrankungen

Ursachen einer Verringerung von IgG:

- Nierenschädigungen
- Eiweißverlust über den Darm (Durchfall)
- Verbrennungen
- Strahlentherapie
- Virusinfektionen

TRYPTASE

Auch Tryptase kann in Blutproben nachgewiesen werden. Dabei handelt es sich um ein Enzym, das von Mastzellen produziert wird. Mastzellen gehören zur Gruppe der körpereigenen Abwehr und spielen bei Allergien (Typ-1-Allergie) eine entscheidende Rolle. Da die Tryptase eng mit dem Gehalt der Mastzellen im Organismus korreliert, kann diese als Marker für allergische Reaktionen herangezogen werden. Liegt dieses Enzym dauerhaft erhöht im Blut vor, so wird eine generelle allergische Reaktion nachgewiesen.

REFERENZBEREICHE TRYPTASE*	
Frauen	< 13,5 µg/l
Männer	< 13,5 µg/l

Ursachen einer Erhöhung:

- Allergiediagnostik (Werte von 12 bis 20 Mikrogramm pro Liter zeigen ein übermäßiges Mastzellvorkommen)
- Anaphylaktischer Schock (Werte von 20 bis 200 Mikrogramm pro Liter; Abfall auf den Normwert innerhalb von 24 bis 48 Stunden)
- Mastozytose (Werte von 20 bis 1000 Mikrogramm pro Liter; stark vermehrtes Auftreten von Mastzellen in der Haut und/oder in den Organen)

Die beste Therapie gegen eine bestehende Allergie ist die Prophylaxe. Man sollte also den Kontakt mit Allergien auslösenden Allergen(en) vermeiden. Sollte doch eine allergische Reaktion auftreten, so muss dies dringend behandelt werden. Die medikamentöse Therapie heilt allerdings nicht die Allergie selbst, sondern lindert lediglich die auftretenden Symptome. Diese Antiallergika werden je nach Schwere der Symptome über Tabletten oder Nasensprays angewendet. Die bekanntesten Wirkstoffe sind Antihistaminika wie zum Beispiel das apothekenpflichtige Medikament Cetirizin®. Antihistaminika sind antiallergische Stoffe, die die Ausschüttung der körpereigenen Substanzen wie zum Beispiel Histamin unterdrücken beziehungsweise aufheben. Cetirizin® hat antihistamine, antiallergische und entzündungshemmende Eigenschaften, die häufig bei einer allergischen Reaktion eingesetzt werden. In der Zellmembran bestimmter Immunzellen befinden sich die sogenannten H1-Rezeptoren. Diese werden durch das körpereigene Hormon Histamin aktiviert und haben die Aufgabe, die Wirkung von Histamin zu boosten und zu aktivieren. Wird ein H1-Rezeptor aktiviert, so entstehen allergieartige Wirkungen, die sich als Juckreiz, Schmerz oder Heuschnupfensymptome äußern können. Antihistaminika wie Cetirizin® blockieren die Wirkung von Histamin am H1-Rezeptor und beugen den typischen Allergiesymptomen vor.

DIAMINOXIDASE (DAO)

DAO steht für die Abkürzung Diaminoxidase und ist ein Enzym, das für den Histaminabbau im Körper zuständig ist. Histamin ist ein körpereigenes Gewebshormon, welches bei vielen biochemischen Prozessen eine zentrale Rolle spielt. Vor allem bei Entzündungsprozessen nimmt das Histamin eine wichtige Rolle ein. Hauptsächlich wird Histamin in der Lunge, in der Haut oder in den Schleimhäuten des Magen-Darm-Trakts gebildet. Es kann auch mit der Nahrung aufgenommen werden. Viele Lebensmittel wie beispielsweise reifer Käse, Rotwein, Schokolade, Tomaten oder Erdbeeren enthalten diesen Stoff in hohen Mengen. Um das anfallende Histamin zu beseitigen, benötigt der Körper das Enzym DAO. Die typische Symptomatik einer Histaminintoleranz ist eine Rötung am Hals und im Gesicht direkt nach dem Verzehr solch histaminhaltiger Lebensmittel. Weitere Symptome wären Durchfall, unklare Bauchschmerzen, häufige Müdigkeit oder Atembeschwerden. Das Auftreten dieser Symptome steht in einem zeitlichen Zusammenhang mit der aufgenommenen Nahrung.

REFERENZBEREICHE DIAMINOXIDASE (DAO)*	
Frauen	> 10 U/ml
Männer	> 10 U/ml

Ursache einer Verringerung:

- Histaminintoleranz (siehe Seite 213)

7 ERNÄHRUNG

Eine richtige und ausgewogene Ernährung ist die Basis für ein gesundes und langes Leben. Doch oftmals ist es gar nicht so einfach, sich gesund und vor allem richtig zu ernähren. Eine schier unübersichtliche Auswahl an Nahrungsmitteln, die uns als »Superfoods« angepriesen werden, überfluten den Markt. Hinzu kommen Lebensmittel- oder auch Gammelfleischskandale, die uns verunsichern. In diesem Wirrwarr an Informationen noch einen klaren Kopf zu behalten und sich einen ausgewogenen Ernährungsplan zusammenzustellen ist gar nicht so einfach. Doch was ist eine gesunde und ausgewogene Ernährung?

Heutzutage ist es sicherlich kein Geheimnis mehr, dass die Ernährungsweise uns Menschen krank machen kann. Es ist erstaunlich, wie wenige Menschen tatsächlich wissen, dass ein Großteil der Krankheiten, unter denen sie leiden, durch falsche Ernährungs- und Essgewohnheiten entstehen. Wer sich über Jahre oder gar Jahrzehnte hinweg falsch ernährt, leidet mit ziemlicher Sicherheit eines Tages an ernährungsbedingten Krankheiten wie Karies, Diabetes mellitus, Rheuma, Leberschäden, Fettleibigkeit oder gar an Herz-Kreislauf-Erkrankungen. Früher, zu Beginn des 19. Jahrhunderts, wussten die Menschen noch relativ wenig über ihre Ernährung. Das Wort »Kalorie« war ein Fremdwort. Die Menschen aßen das, was sie essen konnten und was Bauer, Bäcker oder Metzger auf den Tisch brachten. Erst gegen Ende des Jahrhunderts entwickelte sich allmählich die sogenannte Ernährungslehre, die unseren Ernährungsplan völlig auf den Kopf stellte. Man untersuchte die Ernährung genauer und begann

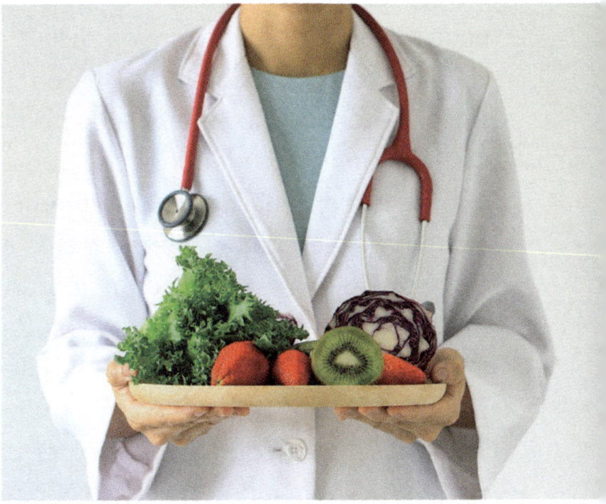

Gesunde Ernährung ist die beste Medizin.

die Nahrungsmittel chemisch in deren Bestandteile zu zerlegen und zu analysieren. Dabei ergab sich, dass sich Nahrungsmittel in drei Hauptgruppen einteilen ließen: Eiweiße, Fette und Kohlenhydrate. Man ging dazu über, die kuriosesten Theorien über unsere Ernährung aufzustellen. Auch ging man davon aus, dass der Mensch sich vollwertig ernähren würde, wenn er genügend dieser drei Nährstoffe zu sich nähme. Schnell merkte man, dass dieses Konzept nicht stimmte. Denn der Mensch benötigt ebenso Vitamine, Spurenelemente und andere Nährstoffe für eine ausgewogene Ernährung. Heute weiß man, eine gesunde und ausgewogene Ernährung ist vor allem eines: abwechslungsreich! Hinzu kommt eine ausreichende Flüssigkeitszufuhr und regelmäßige Bewegung. Dann ist unser Körper fit und strotzt vor Energie. Pflanzliche Lebensmittel sind die Basis für eine gesunde Ernährung. Sie besitzen zwar eine geringe Energiedichte, aber dafür eine extrem hohe Nährstoffdichte sowie genügend Vitamine und Spurenelemente, die der Körper dringend benötigt. Im Folgenden werden wir die wichtigsten Komponenten der Ernährung genauer beschreiben.

CHOLESTERIN

Der Begriff Cholesterin löst bei vielen Menschen Unbehagen und Ängste aus, denn viele Menschen bringen dieses Wort mit Fett, Übergewicht oder gar Krankheiten in Verbindung. Doch um Ihnen gleich vorweg die Angst zu nehmen: Der Stoff Cholesterin an sich ist zunächst einmal nichts Schlechtes. Cholesterin ist eine fettähnliche Substanz (Lipid), die in allen menschlichen und tierischen Lebewesen vorkommt. Cholesterin ist lebensnotwendig. Vor allem für unsere Zellen spielt es eine entscheidende Rolle, denn das Cholesterin ist Bestandteil der Zellmembranen. Zellmembranen bilden den äußeren Abschluss des Zellinhalts jeder Zelle und stabilisieren diese. Außerdem ist das Cholesterin Ausgangsstoff vieler verschiedener Hormone und Gallensäuren. Das im Körper vorkommende Cholesterin wird zu etwa drei Vierteln von uns selbst, hauptsächlich in der Leber, hergestellt. Der Rest wird unserem Körper von außen durch die Nahrung zugeführt. Hier beginnt dann auch die Schwierigkeit mit dem Cholesterin. Es muss ein Gleichgewicht zwischen der körpereigenen Produktion sowie mit dem über die Nahrung aufgenommenen Cholesterin gefunden werden. Der normale Cholesterinspiegel liegt in der Altersgruppe von 35 bis 65 Jahren bei circa 200 Milligramm pro Deziliter. Mit zunehmendem Alter steigt jedoch die körpereigene Cholesterinproduktion in der Leber und somit auch der Cholesterinspiegel im Körper. Hier sprechen wir im Allgemeinen über das »Gesamtcholesterin«.

Im Wesentlichen gibt es drei Formen des Cholesterins. Das Low Density Lipoprotein (LDL), das High Density Lipoprotein (HDL) und das Gesamtcholesterin. Das LDL und das HDL stellen Cholesterinvarianten dar, bestehend aus dem Cholesterin selbst und bestimmten Proteinen. Diese Cholesterinvarianten bezeichnet man als Lipoproteine. Das LDL ist das, welches man im Volksmund als das »schlechte« Cholesterin bezeichnet. Es besitzt eine niedrige Dichte, was dieses Lipoprotein besonders cholesterinreich macht. LDL ist das Haupttransportmedium des Cholesterins. Es transportiert also Cholesterin von der Leber zu den Geweben. Ist der LDL-Spiegel im Blut zu hoch, dann lagert sich das überschüssige Cholesterin unter anderem in den Gefäßwänden ab, was als Folge eine Gefäßverkalkung sowie eine Vielzahl weiterer Erkrankungen wie Schlaganfall oder Herzinfarkt nach sich ziehen kann.

Das HDL besitzt im Gegensatz zum LDL eine höhere Dichte und wird als das »gute« Cholesterin bezeichnet, dessen Hauptaufgabe es ist, das überschüssig im Körper angereicherte Cholesterin aus dem Blut zurück zur Leber zu transportieren, wo es letzten Endes abgebaut werden kann. Eine einfache Faustregel lautet also, je mehr »gutes« Cholesterin im Blut vorhanden ist, desto mehr »schlechtes« Cholesterin kann entsorgt werden, wodurch Ihre Gefäße geschützt werden. Für gewöhnlich bestimmt der Arzt den Cholesterinspiegel in Kombination mit den Lipoproteinen LDL und HDL, um das Risiko einer Gefäßverkalkung zu ermitteln. Als besonders günstig gelten daher Gesamtcholesterinwerte, bei denen der LDL-Anteil relativ niedrig und der HDL-Anteil dagegen relativ hoch ist.

REFERENZBEREICHE GESAMTCHOLESTERIN*	
Frauen	< 200 mg/dl
Männer	< 200 mg/dl

REFERENZBEREICHE HDL-CHOLESTERIN*	
Frauen	> 45 mg/dl
Männer	> 35 mg/dl

Ursachen einer Erhöhung:

- Erhöhte HDL-Werte verursachen kein Krankheitsbild. Im Gegenteil. Erhöhte HDL-Werte im Blut sind wünschenswert und haben eine gefäßschützende Funktion.

Ursachen einer Verringerung:

- Handlungsbedarf bei Patienten mit Arteriosklerose, Diabetes oder angeborenen Fettstoffwechselstörungen sowie Fettleibigkeit

REFERENZBEREICHE LDL-CHOLESTERIN*	
Frauen	< 110 mg/dl
Männer	< 110 mg/dl

Ursachen einer Erhöhung:

- Diabetes mellitus (siehe Seite 212)
- Nierenfunktionsstörungen
- Chronische Lebererkrankungen
- Schilddrüsenunterfunktion

Ursachen einer Verringerung:

- Fettstoffwechselstörungen
- Krebs
- Leberschwäche
- Medikamentöse Überdosierung von cholesterinsenkenden Medikamenten

TRIGLYCERIDE

Als **Triglyceride** bezeichnet man Fette, die mit der Nahrung aufgenommen werden können. Triglyceride machen den Hauptbestandteil unserer Nahrungsfette aus. Da sie auch in unserem Blut vorkommen, zählt der Mediziner die Triglyceride neben den Cholesterinen und Lipoproteinen zu den Blutfetten. Die Triglyceride werden mithilfe von Enzymen im Darm bearbeitet und an Lipoproteine gebunden. Dieser Komplex wandert durch unsere Blutgefäße zu unseren Fettdepots, wo sie bis zu ihrem Gebrauch im Fettgewebe eingelagert und gespeichert werden. Diese gespeicherten Fette dienen dem Körper als Energiereserve für schwere Zeiten und können, falls notwendig, aus dem Fettdepot geholt werden und in Energie umgewandelt werden. Auch im Blut lassen sich Triglyceride nachweisen und erlauben dem Arzt die Abklärung verschiedenster Symptome. Triglyceride werden vor allem bei Verdacht auf Fettstoffwechselstörungen bestimmt. Steigt die Konzentration der Triglyceride über einen bestimmten Wert hinaus an, so steigt auch das Risiko für Schäden an den Blutgefäßen, welche man als Arteriosklerose bezeichnet. Ebenfalls führen solche Schäden nicht selten zu Herz-Kreislauf-Erkrankungen wie Herzinfarkten und Schlaganfällen. Erniedrigte Triglyceridwerte im Blut lassen sich aufgrund des Wohlstandes, den wir hierzulande genießen, kaum feststellen. Erniedrigte Triglyceride sind jedoch meist ein Hinweis auf eine Mangelernährung oder eine gestörte Aufnahme und Verarbeitung in unserem Darm.

REFERENZBEREICHE TRIGLYCERIDE*	
Frauen	< 180 mg/dl
Männer	< 180 mg/dl

Ursachen einer Erhöhung:

- Übergewicht
- Ungesunder Lebensstil
- Schwangerschaft
- Stoffwechselerkrankungen

Ursachen einer Verringerung:

- Mangelernährung
- Medikamente
- Schilddrüsenüberfunktion
- Angeborene oder erworbene Fettstoffwechselstörung

BLUTZUCKERWERT (GLUCOSE)

Glucose ist eine andere Bezeichnung für Traubenzucker. Die Glucose ist ein wichtiger Energieträger, der mit der Nahrung in Form von Kohlenhydraten aufgenommen wird. Im Darm werden die aufgenommenen Kohlenhydrate weiter bis zu Glucosemolekülen abgebaut und gelangen von dort aus ins Blut. Mithilfe eines bestimmten Hormons der Bauchspeicheldrüse, dem Insulin, kann die gebildete Glucose in die Zellen aufgenommen werden, wo sie als Treibstoff für Zellen und deren Stoffwechselprodukte verwendet werden kann. Nach dem Essen ist somit der Glucosespiegel im Blut etwas erhöht.

Dies ist ganz normal. Für gewöhnlich sinkt er nach einigen Stunden wieder auf ein normales Level ab, da die überschüssige, im Blut »schwimmende« Glucose von den Körperzellen aufgenommen wurde. Der Glucosespiegel ist ein relativ instabiler Wert, da er abhängig von der Nahrungsaufnahme ist und darüber hinaus einigen Tagesschwankungen unterliegt. Auch unser Körper selbst ist in der Lage, Glucose zu produzieren. Hierbei spielt die Leber eine entscheidende Rolle. Überschüssige und nicht verwendete Glucose kann in ihr gespeichert und bei Bedarf ins Blut abgegeben werden. Einige Menschen leiden an einem Krankheitsbild namens Diabetes mellitus. Es äußert sich durch eine nicht korrekt funktionierende Bauchspeicheldrüse, die nicht in der Lage ist, ausreichend Insulin zu produzieren. Solche Patienten weisen meist einen zu hohen Blutzuckerspiegel auf. Dieser kann auf Dauer die Blutgefäße oder gar ganze Organe schädigen. Eine regelmäßige Kontrolle Ihres Blutzuckerspiegels ergibt also Sinn.

REFERENZBEREICHE BLUTZUCKER (GLUCOSE)*	
Frauen	55–110 mg/dl
Männer	55–110 mg/dl

Ursachen einer Erhöhung:

- Diabetes mellitus (siehe Seite 212)
- Hyperglykämie (siehe Seite 213)
- Diabetisches Koma
- Falsche Ernährungsweise

Ursachen einer Verringerung:

- Überdosierung mit Insulin
- Übermäßige körperliche Arbeit
- Fasten
- Funktionsstörung der Leber

HBA1C

Bei diesem Laborparameter handelt es sich um eine besondere Variante des roten Blutfarbstoffes, des Hämoglobins. Die im Blut vorkommende Glucose kann an solch eine Hämoglobinvariante binden. Ist dies geschehen, spricht man von einer »Glykierung«. Ist unser Blutzuckerspiegel erhöht, so binden naturgemäß mehr Glucoseteilchen an das Hämoglobin. Sinkt der Blutzuckerspiegel, lösen sich diese Glykierungen wieder. Das Blut von Patienten mit Diabetes weist für gewöhnlich einen über längere Zeit erhöhten Blutzuckerspiegel auf. Dadurch wird die Bindung zwischen der Glucose und dem Hämoglobin gefestigt und ist quasi unlösbar. Diese Eigenschaft kann man sich im Labor zunutze machen. Da sich das Hämoglobin in den roten Blutkörperchen, den Erythrozyten, befindet und diese eine Lebensdauer von etwa 120 Tagen aufweisen, lässt sich anhand des HbA1c-Wertes sagen, wie hoch die durchschnittliche Zuckerkonzentration innerhalb der letzten 120 Tage im Blut des Patienten war.

REFERENZBEREICHE HBA1C*	
Frauen	< 6,5 %
Männer	< 6,5 %

Ursache einer Erhöhung:

- Diabetes mellitus (siehe Seite 212)

8 MIKRO-NÄHRSTOFFE

AMINOSÄUREN

Aminosäuren werden als die Bausteine des Lebens bezeichnet. Die Proteine aller Lebewesen auf diesem Planeten bestehen aus Aminosäuren, welche in einer bestimmten Kombination miteinander verbunden sind. Bisher sind 20 unterschiedliche Aminosäuren bekannt. Obwohl alle Lebewesen dieselben Aminosäuren besitzen, hat jede Spezies ihr eigenes Aminosäuremuster, das sie genetisch einzigartig macht. Aminosäuren werden als einfache Bausteine für die Bildung neuer Proteine, Hormone und Enzyme benötigt. Einige dieser Aminosäuren kann der Mensch selbst herstellen, die restlichen, sogenannten essenziellen Aminosäuren müssen mit der Nahrung aufgenommen werden.

Arginin ist an diversen Stoffwechselvorgängen, allen voran am Knochen- und Fettstoffwechsel, beteiligt. Es reguliert die Gefäßspannung, verhindert ein Verklumpen der Blutplättchen und spielt eine wichtige Rolle beim Entgiften von Ammoniak in der Leber. Es unterstützt unser Immunsystem und unsere Wundheilung.

Carnitin wird von Muskel-, Herz-, Leber- und Nierenzellen benötigt. Es unterstützt den Energie- und Fettstoffwechsel und ist beteiligt am oxidativen Abbau der Fettsäuren. Weiterhin dient die Substanz bei der Entgiftung als Transportmolekül für Fettsäuren und ist beteiligt an der Regulation des Kohlenhydratstoffwechsels. Neben seiner gefäßschützenden Wirkung stärkt Carnitin das Immunsystem und hat eine allgemein leistungssteigernde Wirkung.

Glutamin verbessert unsere mentale Fitness. Die Aminosäure liefert sowohl Energie für das Immunsystem als auch für die Verdauungsarbeit und unterstützt die Ammoniakentgiftung im zentralen Nervensystem. Glutamin ist auch für die Wassereinlagerung in die Zellen verantwortlich. So bewirkt sie bei körperlicher Belastung eine Vergrößerung des Zellvolumens, was dort die Protein- und Glykogenbildung fördert. Glutamin wirkt nicht nur beim Aufbau der Muskulatur sondern zusätzlich aktiv dem Abbau entgegen. Wissenschaftler vermuten, dass Glutamin die körperliche Regeneration während des Schlafes positiv beeinflusst.

Isoleucin wird hauptsächlich in der Muskulatur gespeichert und verstoffwechselt. Aufgrund sowohl auf- als auch abbauender Eigenschaften spielt Isoleucin eine zentrale Rolle im Muskel- und Proteinstoffwechsel.

Leucin spielt im Energiehaushalt des Muskelgewebes sowie beim Aufbau von Muskelgewebe eine zentrale Rolle. So unterstützt Leucin die Proteinsynthese in Muskulatur und Leber, hemmt den Abbau von Muskelprotein und unterstützt Heilungsprozesse. Des Weiteren hilft Leucin, den Blutzuckerspiegel zu stabilisieren.

Lysin ist unabdingbar für die Kollagen- und Elastin-Biosynthese, den Knochen- und Calciumstoffwechsel und für den Hormonstoffwechsel. Lysin unterstützt die Heilung bei viralen Infekten wie zum Beispiel einer Herpes-Virusinfektion.

Phenylalanin ist eine essenzielle aromatische Aminosäure und Vorstufe von Tyrosin. Sie spielt eine wichtige Rolle bei der Biosynthese der Schilddrüsenhormone Thyroxin und Trijodthyronin sowie bei der Synthese von Neurotransmittern und Endorphinen. Somit wirkt Phenylalanin Depressionen entgegen. Phenylalanin ist auch die Ausgangssubstanz von Melaninpigmenten (Sommerbräune), das zum Schutz gegen die schädigende Wirkung von UV-Strahlung gebildet wird.

Prolin ist wichtig für die Kollagenbiosynthese und damit für den Aufbau von Sehnen, Knochen und Gelenken. Prolin dient aber auch zur Energiegewinnung. Die Aminosäure besitzt eine protektive Wirkung und wirkt Gefäßablagerungen entgegen.

Tryptophan spielt neben der Proteinsynthese als Vorstufe des Neurotransmitters Serotonin und des Melatonins eine wichtige Rolle im Zentralnervensystem. Insbesondere obliegt diesen Substanzen die Regulation des Schlaf-Wach-Rhythmus, der Stimmungslage, der Appetitkontrolle, der Stresstoleranz und der Schmerzwahrnehmung. Tryptophan ist auch in Kakaobohnen vorhanden, womit sich die stimmungsaufhellende Wirkung von Schokolade erklären lässt.

Aus **Tyrosin** werden im Nebennierenmark die Neurotransmitter Adrenalin und Noradrenalin gebildet. Auch die Schilddrüsenhormone Thyroxin (T4) und Trijodthyronin (T3) bilden sich aus Tyrosin-Untereinheiten. Tyrosin hat als Ausgangsstoff für Neurotransmitter eine stimmungsaufhellende Wirkung und wird wie Phenylalanin auch als mildes Antidepressivum eingesetzt.

Valin unterstützt Nervenfunktionen und hat eine positive Wirkung auf unser Immunsystem. Valin spielt wie Isoleucin und Leucin eine wichtige Rolle im Muskel- und Proteinstoffwechsel.

SPURENELEMENTE UND MINERALSTOFFE

Spurenelemente sind Stoffe, die im Körper nur in geringen Mengen vorkommen. Nichtsdestotrotz sind sie für den Körper lebensnotwendig. Spurenelemente machen im menschlichen Körper etwa 0,01 Prozent der Körpermasse aus. Als Spurenelement bezeichnet man also ein Element, das in einer Konzentration von weniger als 50 Milligramm pro Körpergewicht vorkommt. Hierzu zählen Elemente wie Kupfer, Jod, Zink, Selen, Mangan, Molybdän und Eisen, wobei Eisen hier eine Ausnahme darstellt. Seine Konzentration liegt zwar bei etwa 60 Mil-

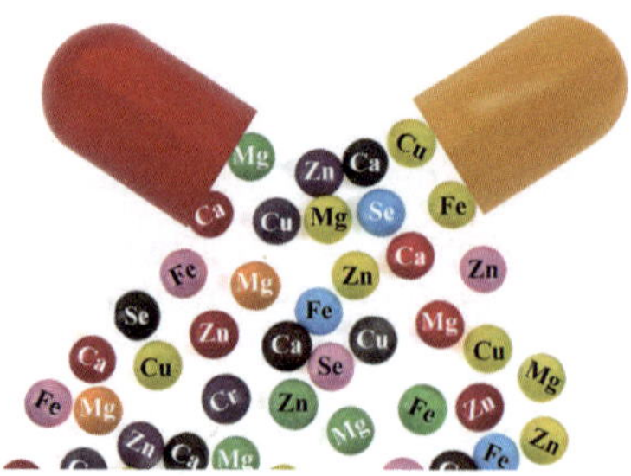

Spurenelemente sind für den Körper lebensnotwendig.

ligramm pro Kilogramm Körpergewicht, dennoch zählt es zu den Spurenelementen. Neben den Spurenelementen gibt es noch sogenannte Mineralstoffe. Mineralstoffe kommen im Körper in einer Konzentration von mehr als 50 Milligramm pro Körpergewicht vor. Hierzu zählen Elemente wie Magnesium, Calcium, Natrium und Kalium. Der Bedarf an Mineralstoffen und Spurenelementen lässt sich meist problemlos mit einer ausgewogenen Mischkost decken, vor allem mit viel Gemüse und Vollkornprodukten. Die genaue Funktion einiger dieser wichtigen Stoffe wollen wir uns nun genauer ansehen.

Magnesium zählt zu den wichtigsten Spurenelementen und ist für den Menschen unentbehrlich. Dieses Element aktiviert über 300 verschiedene Enzyme in unserem Körper und trägt zu einer normalen Muskel- sowie Knochenfunktion bei. Auch im Energiestoffwechsel einer jeden Zelle spielt das Magnesium eine entscheidende und zentrale Rolle. Genauer gesagt aktiviert Magnesium den Treibstoff der Zellen, das sogenannte Adenosintriphosphat, besser bekannt als ATP.

Etwa 99 Prozent des **Calciums** ist in unseren Knochen gespeichert. Geringere Konzentrationen finden sich aber auch in Muskelzellen und im Blut. Unser Körper kontrolliert präzise die Menge dieses Elements in unserem Blut. Bei Bedarf verschiebt der Körper das Calcium aus den Knochen ins Blut, um den konstanten Calciumspiegel aufrechterhalten zu können. Calcium ist beteiligt an der Bildung der Knochen und unserer Zähne. Es ist verantwortlich für die Funktion einer Vielzahl von Enzymen. Es hilft, den Herzrhythmus und die Blutgerinnung zu regulieren.

Chrom spielt eine wichtige Rolle in unserer Ernährung. Es unterstützt den Stoffwechsel und die Speicherung von Kohlenhydraten, Eiweißen und Fetten. Auch ist bekannt, dass Chrom die Steuerung des Blutzuckerspiegels unterstützt. Chrom wird lediglich in sehr geringen Mengen mit der Nahrung aufgenommen und benötigt, um Wirkung entfalten zu können, sogenannte Aktivatoren wie Vitamin C.

Kupfer wird hauptsächlich in der Leber, den Knochen und in den Muskelzellen gespeichert. Jedoch finden sich kleinere Mengen dieses Elements in allen Körpergeweben und -flüssigkeiten. Kupfer ist Bestandteil vieler Enzyme und wird unter anderem für die Bildung von neuen roten Blutkörperchen, Knochenzellen sowie für die Energieproduktion benötigt. Eine weitere wichtige Rolle wird diesem Element auch bei der Verteidigung gegen hoch reaktive und aggressive Sauerstoffmoleküle (freie Radikale) zugesprochen und dient somit dem antioxidativen Schutz (siehe Seite 169).

Mangan übernimmt viele wichtige Aufgaben und ist in unserem Körper hauptsächlich am Aufbau der Bindegewebe sowie am Abbau von Aminosäuren und Fetten beteiligt. Es ist unverzichtbarer Bestandteil vieler antioxidativ wirksamer Enzyme. Die Mitochondrien sind die Energiekraftwerke unserer Zellen und brauchen Mangan für die Funktion des Enzyms Superoxiddismutase (SOD). Dieses Enzym schützt Sie vor den aggressiven freien Radikalen und sichert die Energiebereitstellung der Zelle. Ebenfalls benötigt man Mangan bei der Produktion und Herstellung von Neurotransmittern. Die Hauptspeicherorte von Mangan sind Leber, Knochen, Niere und Bauchspeicheldrüse.

Das Spurenelement **Molybdän** gehört zu den lebensnotwendigen Elementen. Es trägt zum Abbau schwefelhaltiger Aminosäuren, zur Energiegewinnung und zum Abbau der Harnsäure bei. Ein besonderes Enzym namens Xanthinoxidase sorgt für den Abbau von Purinen zu Harnsäure. Diese Harnsäure ist ebenfalls eine antioxidativ wirksame Substanz und ist bei normalen Blutspiegeln für die Gesundheit enorm wichtig. Molybdän trägt außerdem zur Speicherung von Fluoriden bei und kann daher möglicherweise auch Karies vorbeugen.

Das wichtigste Element für unsere Schilddrüse ist das **Jod**. Es wird für den Aufbau der Hormone T3 und T4 benötigt. Diese sind unter anderem daran beteiligt, den Stoffwechsel von Eiweißen, Kohlenhydraten und Fetten sowie die Körpertemperatur zu steuern und zu regulieren. Der Jodgehalt in pflanzlichen und tierischen Lebensmitteln hängt weitgehend vom Bodengehalt der Anbaugebiete ab. Entsprechend kommt Jod in Mangelgebieten auch im Trinkwasser kaum vor. Jodmangel gilt in Deutschland als der häufigste, auf Lebensmitteln basierende Mangelzustand. Daraus kann sich eine Vergrößerung der Schilddrüse, die Struma, im Volksmund Kropf genannt, entwickeln. Ebenfalls wird dem Jod eine antioxidative Wirkung zugesprochen. Somit hat dieses Element auch einen positiven Einfluss auf unser Immunsystem.

Eisen ist das häufigste Spurenelement im menschlichen Körper. Etwa 2,5 bis 4 Gramm Eisen lagern in jedem von uns, wobei etwa 70 Prozent des Eisens in an das Hämoglobin gebundener Form vorkommt. Durch Verletzungen, bei denen es zu hohen Blutverlusten kommt, entsteht schnell ein Mangel an diesem Element. Schon die alten Ägypter und der berühmte Arzt Paracelsus wussten, dass dieses Element für den menschlichen Körper von großer Bedeutung ist, und setzten Eisen als Medikament für bestimmte Erkrankungen ein. In unserem Körper kommt dieses Element als 2-wertiges oder 3-wertiges Eisen vor. Neben dem Hämoglobin wird es in größeren Mengen in der Leber, der Milz sowie im Knochenmark gespeichert. In erster Linie wird das Eisen zur Bildung des Hämoglobins benötigt, welches eine zentrale Rolle im Sauerstofftransport spielt. Eisen ist ein wichtiger Bestandteil vieler antioxidativ wirksamer Enzyme und spielt eine wichtige Rolle beim Schutz gegen Infektionen und in der zellulären Immunabwehr.

Zink gehört zu den lebenswichtigen Spurenelementen und übernimmt im Körper zahlreiche Aufgaben. Vor allem im Eiweißstoffwechsel spielt Zink eine entscheidende Rolle. Aber auch bei der Produktion von Wachstums-, Schilddrüsen- und Sexualhormonen ist Zink kaum wegzudenken. Es beeinflusst alle Sinnesfunktionen wie Riechen, Sehen, Schmecken und Hören und übernimmt eine wichtige Aufgabe beim Schutz der Zellmembranen. Rund zwei Gramm Zink enthält der menschliche Körper. Die höchsten Konzentrationen finden sich hauptsächlich in der Skelettmuskulatur, in der Haut sowie in Nägeln und Haaren

Das Element **Selen** wurde erstmals 1973 als Bestandteil eines Enzyms namens Glutathionperoxidase (GPX), welches bei der antioxidativen Abwehr eine wichtige Rolle spielt, beschrieben. Zu den Hauptaufgaben des Elements gehört es, sämtliche Zellen vor schädlichen Einflüssen und Belastungen zu schützen. Es gehört wie die Vitamine A, C und E zu den Antioxidantien, die den Körper vor freien Radikalen und somit vor oxidativem Stress schützen. Der Gesamtbestand an Selen im Körper beträgt 3 bis 15 Milligramm und wird hauptsächlich in den Blutplättchen (Thrombozyten), den Nieren und der Leber gespeichert.

Lithium zählt bisher nicht zu den lebensnotwendigen Spurenelementen. Die genaue Aufgabe und Funktion in unserem Körper ist bis heute noch nicht ganz geklärt. Anhand von Tierversuchen weiß man, dass ein Mangel an Lithium zu einer erhöhten Rate an Fehlgeburten führt. Weiter konnte nachgewiesen werden, dass Lithium die Aktivität einiger Enzyme verändern kann. Dies war beim Menschen bisher nur vermutet worden. Daher ist dieses Element nicht essenziell, jedoch sind eine Reihe von therapeutischen Wirkungen, vor allem auf die Psyche, nachgewiesen worden. In unserem Körper kommen nur wenige Milligramm des Elements vor. Die größten Vorkommen finden sich in den Lymphknoten, der Lunge, der Leber und im Gehirn.

Das Element **Nickel** wird vor allem in den Nieren, der Lunge und in den hormonbildenden Geweben gespeichert. Es wird hauptsächlich für die Enzyme Urease und Laktatdehydrogenase (LDH) benötigt. Auch die Konzentration im Körper ist noch nicht sicher geklärt. So schwankt die Konzentration des Elements zwischen 0,5 und 10 Milligramm. Die genaue Funktion des Elements ist noch nicht hundertprozen-

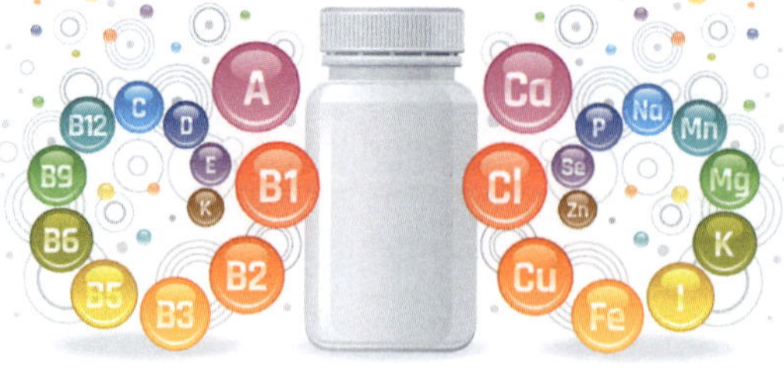

Spurenelemente und Vitamine arbeiten eng zusammen.

tig geklärt, aber es wird vermutet, dass Nickel eine stabilisierende Wirkung auf die Nukleinsäuren der DNA und RNA haben. Des Weiteren wird diskutiert, ob Nickel eine schützende Wirkung vor einer Leberzirrhose hat.

Arsen ist ein Element, das vor allem für seine giftige Wirkung bekannt ist. Arsen kann langfristig von Proteinen in Geweben (Haut, Haare und Nägel) gebunden werden und wird nur sehr langsam wieder ausgeschieden. Hinweise auf mögliche lebenswichtige Funktionen dieses Spurenelements stammen aus Tierstudien. Bisher konnte die physiologische Rolle von Arsen jedoch nicht klar definiert werden.

VITAMINE

Allgegenwärtig ist die Empfehlung, für einen gesunden Körper immer ausreichend Vitamine zu sich zu nehmen. Doch warum sind Vitamine eigentlich so wichtig für uns? Der Körper kann sie – bis auf wenige Ausnahmen – nicht selbst herstellen und somit müssen Vitamine über die Nahrung aufgenommen werden, am besten in Form von frischem Obst und Gemüse. Doch auch in anderen Nahrungsmitteln sind Vitamine enthalten. Sie liefern keine Energie, werden aber für viele Stoffwechselvorgänge im Körper benötigt. Vitamine lassen sich in zwei Gruppen einteilen: wasserlösliche und fettlösliche Vitamine.

Fettlösliche Vitamine:

- Vitamin A
- Vitamin D
- Vitamin E
- Vitamin K

Wasserlösliche Vitamine:

- Vitamin B
- Vitamin C
- Folsäure

Während fettlösliche Vitamine im Körper gespeichert werden können, werden fast alle wasserlöslichen Vitamine sofort verarbeitet. Über die Niere werden überschüssige wasserlösliche Vitamine ausgeschieden. Ein Überschuss an fettlöslichen Vitaminen ist möglich, wenn man zum Beispiel täglich Nahrungsergänzungsmittel zu sich nimmt. Fettlösliche Vitamine werden gemeinsam mit Fetten im Darm absorbiert.

In welchen Lebensmitteln sind welche Vitamine enthalten?

Vitamine	Vorkommen
Vitamin A	Leber, Eier, Milchprodukte, Karotten, Spinat
Vitamin B_1	Vollkornprodukte, Hülsenfrüchte (Erbsen, Linsen), Fleisch, Gemüse, Fisch
Vitamin B_2	Milch- u. Milchprodukte, Fisch, Vollkornprodukte
Vitamin B_6	Fisch, Vollkornprodukte, Nüsse, Bananen
Vitamin B_{12}	Fleisch, Eier
Vitamin C	Obst, Gemüse
Vitamin D	Fisch (wie Makrele), Avocado, Pilze, Eigelb
Vitamin K	Kohl, grünes Blattgemüse, Rapsöl, Geflügel
Folsäure	Blatt- u. Kohlgemüse, Vollgetreide, Eier, Leber

Um sich angemessen mit Vitaminen zu versorgen, achten Sie auf eine ausgewogene und abwechslungsreiche Ernährung. Essen Sie täglich mindestens eine Portion Obst und Gemüse; dies entspricht in etwa einer Handvoll. Auch Milchprodukte sind selbstverständlich relevant. Fisch, Fleisch, Wurst und Eier sollten im Wechsel zu sich genommen werden. Damit fettlösliche Vitamine gut vom Körper aufgenommen werden können, ist es empfehlenswert, sie mit bestimmten Ölen zu verzehren, zum Beispiel in Form von Salat.

Leidet der Körper nun unter verschiedenartigen Erkrankungen oder Essstörungen, kann es dennoch zu einem Vitaminmangel kommen. Das Ausmaß ist unterschiedlich: Bei einem akuten Mangel an Vitaminen greift der Körper auf seinen Vitaminspeicher zurück, bei länger anhaltendem Vitaminmangel können klinische Symptome entstehen. Stoffwechselprozesse im Körper werden gestört, können aber im Frühstadium behoben werden. Es gibt zwei Arten von Krankheiten, die durch Vitaminüberschuss oder Vitaminmangel entstehen. Unter einer **Hypervitaminose** ist eine Überdosierung an Vitaminen zu verstehen. Sie entsteht, wenn man zum Beispiel Nahrungsergänzungsmittel zu sich nimmt und so den täglichen Bedarf an Vitaminen massiv überschreitet. Symptome wie Kopfschmerzen, Übelkeit und Erbrechen, Schwindel oder Appetitlosigkeit können auftreten. Bei einer ausgewogenen und ausgeglichenen Ernährung kommt es jedoch sehr selten zu einer Hypervitaminose.

Die **Hypovitaminose** tritt auf, wenn ein Mangel an Vitaminen vorliegt. Ursachen hierfür können Unterernährung, Fehlernährung, Stress, Schwangerschaft oder Krankheiten wie Leberfunktionsstörungen oder Nierenfunktionsstörungen sein. Bei einer Hypovitaminose kann es zu Kreislaufstörungen, Knochenschwund, Hautveränderungen (zum Beispiel schuppige Haut), Skorbut (Zahnfleischbluten, Müdigkeit, schlechte Heilung von Wunden, Knochenschmerzen, Fieber, Durchfall) kommen. Die Behandlung erfolgt nach Rücksprache mit einem Arzt oder Ernährungswissenschaftler. Es werden Vitaminpräparate verabreicht beziehungsweise es wird die Ernährung umgestellt, um so die Zufuhr von Vitaminen zu gewährleisten.

Vitamine und ihre Synonyme

Vitamin A – Retinol
Vitamin B_1 – Thiamin
Vitamin B_2 – Riboflavin
Vitamin B_6 – Pyridoxin
Vitamin B_{12} – Cobalamin
Vitamin C – Ascorbinsäure
Vitamin D – Cholecalciferol
Vitamin E – Tocopherol
Vitamin K – Phyllochinon und Menachinon

VITAMIN A

Vitamin A wird in der Leber gespeichert und über das Blut transportiert. Es unterstützt unter anderem ein besseres Nachtsehen, indem es die Funktion der Stäbchenzellen, die sich in der Netzhaut der Augen befinden, aufrechterhält. Außerdem spielt Vitamin A bei der Regulation des Knochenwachstums eine Rolle.

Bei einer Überdosierung mit Vitamin A kann es zu Kopfschmerzen kommen. Außerdem klagen betroffene Patienten über Übelkeit, Erbrechen und Schwindel. Diese Symptome treten bei einer akuten Erhöhung durch Vitamin A auf. Bei einer chronischen Überdosierung können Symptome wie Hämorrhagien (= Blutungen) (siehe Seite 213), Haarausfall, Hyperkeratose (= Verhornung der Haut) (siehe Seite 213) oder Geruchsstörungen auftreten.

Ursache einer Erhöhung:

- Überdosierung, zum Beispiel bei Selbstmedikation

Ursachen einer Verringerung:

- Morbus Crohn (siehe Seite 214)
- Zöliakie (siehe Seite 215)
- Sprue (siehe Seite 215)
- Leberzirrhose (siehe Seite 214)
- Nephrotisches Syndrom (siehe Seite 214)

VITAMIN B_1

Vitamin B_1 wird nicht im Körper gespeichert und bei Bedarf sofort eingesetzt. Es wird unter anderem für den Kohlenhydratstoffwechsel benötigt. Des Weiteren hat es die Aufgabe, die oxidative Decarboxylierung zu unterstützen. Dabei handelt es sich um eine chemische Reaktion, bei der Kohlendioxid entsteht, das bei der Atmung ausgeschieden wird.

Ursachen einer Erhöhung:

- Überdosierung (siehe Seite 215)
- Leukämie (siehe Seite 214)
- Polycythaemia Vera (siehe Seite 215)

Bei Überdosierung mit Vitamin B_1 können folgende Symptome auftreten:

- Kopfschmerzen
- Muskelschwäche
- Herzrhythmusstörungen

Ursachen einer Verringerung

- Alkoholismus
- Sprue (siehe Seite 215)
- Zöliakie (siehe Seite 215)
- Chronisch entzündliche Darmerkrankungen (siehe Seite 214)

Bei einem Mangel an Vitamin B_1 können folgende Symptome auftreten:

- Müdigkeit
- Tachykardie (siehe Seite 215)
- Hypotonie (siehe Seite 213)
- Konzentrationsschwäche
- Depressionen (siehe Seite 212)

VITAMIN B_2

Vitamin B_2 ist an Stoffwechselreaktionen beteiligt. Es unterstützt unter anderem die Verstoffwechselung von Fett- und Aminosäuren. Beim Zellwachstum sowie bei der Entwicklung spielt Vitamin B_2 als Unterstützer ebenfalls eine wichtige Rolle. Bei der Überdosierung sind bisher keine klinischen Symptome bekannt.

Ursache einer Verringerung:

- Engpässe bei der Versorgung

Bei einem Vitamin-B_2-Mangel können entzündliche Veränderungen auf der Haut entstehen. Weitere Symptome bei Mangel sind Folgende:

- Stomatitis
- Linsentrübung
- Keratitis
- Anämien (in schweren Fällen)

VITAMIN B_6

Vitamin B_6 hat die Aufgabe, enzymatische Reaktionen im Körper zu unterstützen. Es hilft, Eiweißstoffe umzuwandeln oder Nervenverbindungen aufzubauen sowie zu schützen.

Ursachen einer Erhöhung:

- Nahrungsergänzungsmittel

Symptome bei einer Vitamin-B_6-Überdosierung:

- Nervenschäden
- Müdigkeit
- Taubheit
- Entzündungen auf der Haut
- Störungen des Temperaturempfindens

Ursachen einer Verringerung

- Untergewicht
- Einseitige Ernährung

Symptome bei einem Vitamin-B_6-Mangel:

- Akne
- Lichtempfindlichkeit
- Durchfall
- Erbrechen
- Müdigkeit
- Funktionsstörungen der Leber und des Nervensystems

VITAMIN B_{12}

Vitamin B_{12} wird in der Leber gespeichert und unterstützt die Zellteilung. Es hilft, rote Blutkörperchen zu bilden und die Nervenzellen im Rückenmark aufzubauen.

Ursachen einer Erhöhung:

- Nahrungsergänzungsmittel
- Lebermetastasen
- Hepatitis (siehe Seite 213)
- Leukämien (siehe Seite 214)

Bei einer Überdosierung können allergische Reaktionen entstehen.

Ursachen einer Verringerung:

- Vegetarische Ernährung
- Chronische Gastritis (siehe Seite 212)
- Fischbandwurm
- Chronische Leber- oder Nierenerkrankungen

Liegt ein Mangel an Vitamin B_{12} vor, so können folgende Symptome erscheinen:

- Haarausfall
- Müdigkeit
- Konzentrationsschwäche
- Kopfschmerzen
- Muskelschwäche

VITAMIN C

Vitamin C übt eine positive und stärkende Wirkung auf unser Immunsystem aus. Es hat unter anderem die Aufgabe, die Produktion von Gallensäuren, die für die Fettverdauung benötigt werden, sowie Adrenalin und Noradrenalin, die bei Stress und Gefahrensituationen ausgeschüttet werden, zu unterstützen.

Ursachen einer Erhöhung:

- Nahrungsergänzungsmittel

Symptome bei Vitamin-C-Überdosierung:

- Durchfall (bei Menschen, die empfindlich auf Vitamin C sind)

Ursachen einer Verringerung:

- Mangelernährung
- Fehlernährung

Symptome bei Vitamin-C-Mangel:

- Blutungen
- Zahnfleischentzündung
- Verzögerte Wundheilung
- Gelenkschmerzen

VITAMIN D

Vitamin D unterstützt die Bildung von Knochenstammzellen. Im Darm regelt Vitamin D die Aufnahme von Calcium. Es stärkt das Immunsystem, die Muskulatur und schützt die Nervenzellen im Gehirn. Durch Sonnenlicht kann Vitamin D vom Körper auch selbstständig produziert werden.

Ursache einer Erhöhung:

- Nahrungsergänzungsmittel (Vitamin-D-Präparate)

Symptome bei einer Vitamin-D-Überdosierung:

- Übelkeit
- Erbrechen
- Kopfschmerzen
- Nervosität
- Schwäche
- Durst

Ursachen einer Verringerung:

- Schwangerschaft
- Zu wenig Sonnenlicht
- Gestörte Aufnahme und Verwertung aufgrund von entzündlichen Darmerkrankungen

Symptome bei Vitamin-D-Mangel:

- Haarausfall
- Muskelschwäche
- Muskelschmerzen
- Gliederschmerzen
- Muskelkrämpfe

VITAMIN E

Vitamin E entschärft die hochreaktiven und aggressiven Sauerstoffmoleküle (freie Radikale), hat somit eine antioxidative Wirkung und beseitigt so die aggressiven Sauerstoffverbindungen. Vitamin E hilft Entzündungsprozesse zu lindern und kann Arterienverkalkungen vorbeugen. Es schützt das Gedächtnis und kann so unser Erinnerungsvermögen beeinflussen.

Ursachen einer Erhöhung:

- Funktionsstörungen der Bauchspeicheldrüse
- Mangel an Gallensäure
- Unverträglichkeit von Gluten
- Entzündliche Darmerkrankungen

Symptome bei Vitamin-E-Überdosierung:

- Durchfall
- Übelkeit
- Blutungsrisiko

Ursache einer Verringerung:

- Nahrungsergänzungsmittel

Symptome bei Vitamin-E-Mangel:

- Muskelschwäche
- Erkrankung der Netzhaut im Auge
- Unwillkürliches Zittern
- Durchblutungsstörungen
- Abwehrschwäche

VITAMIN K

Vitamin K übernimmt eine sehr wichtige Aufgabe im Körper. Ohne Vitamin K können Blutungen nicht gestoppt werden, denn die wichtigste Aufgabe von Vitamin K ist die Bildung der Gerinnungsfaktoren (siehe Seite 53). Außerdem unterstützt Vitamin K Eiweißbildungsprozesse im Körper und kann bei Reparaturprozessen in Leber, in Nieren und Blutgefäßen hilfreich sein.

Ursache einer Erhöhung:

- Übermäßige Zufuhr von Vitamin K durch falsche Ernährung oder Vitamin-K-Präparate

Ursache einer Verringerung:

- Chronische Nierenschwäche

Sollte man durch die Ernährung zu viel Vitamin K zu sich nehmen, sprich bei einer Überdosierung, sind für Erwachsene keine negativen Folgen bekannt. Bei Neugeborenen hingegen ist eine Überdosierung gefährlich, denn dieser kann zum Zerfall von roten Blutkörperchen führen. Vitamin-K-Mangel ist eher selten. Der Körper nimmt mehr als genug Vitamin K über die Nahrung auf. Sollte jedoch ein Mangel vorliegen, kann der Körper Vitamin K teilweise selbst im Darm mithilfe bestimmter Bakterien herstellen. Ein Mangel an Vitamin K kann zur Blutungsneigung führen.

FOLSÄURE

Folsäure kann nicht vom Körper selbst hergestellt werden, es muss stattdessen über die Nahrung aufgenommen werden. Im Körper spielt sie eine wichtige Rolle bei Wachstumsprozessen oder bei der Zellteilung. Darüber hinaus ist Folsäure an der Bildung neuer Blutzellen beteiligt.

Ursachen einer Erhöhung:

- Nahrungsergänzungsmittel oder Überdosierung von Präparaten

Symptome bei einer Überdosierung (ähnlich wie bei Vitamin-B_{12}-Überschuss):

- Haarausfall
- Müdigkeit
- Konzentrationsschwäche
- Kopfschmerzen
- Muskelschwäche

Ursachen einer Verringerung:

- Einseitige Ernährung
- Alkoholmissbrauch
- Medikamente zur Therapie von Krebs oder Epilepsie

Symptome bei Folsäure-Mangel:

- Blutarmut
- Fehlbildungen bei ungeborenem Kind

Über die Nahrung kann der Vitamin-Tagesbedarf des Menschen gut gedeckt werden. Daher sind Vitaminmangelerscheinungen in Industrieländern eher selten, können jedoch trotzdem auftreten. Die Symptome der einzelnen Mängel oder Überdosierungen sind ähnlich, die Ursachen ebenfalls. Vor allem beim Überschuss an Vitaminen sind meistens Nahrungsergänzungsmittel oder Vitaminpräparate die Ursache dafür, dass der Körper zu viel Vitamine aufnimmt. Über eine ausgewogene Ernährung können jegliche Ursachen für Mangel oder Überdosierung behoben werden. Treten dennoch Symptome auf, die auf eine Änderung des Bedarfs an Vitaminen hindeuten, so müssen diese speziell beim Arzt abgeklärt werden. Oft spielen Nebenerkrankungen oder Ähnliches eine Rolle bei veränderten Werten.

9 HORMONE

Hormone sind chemische Signal- und Botenstoffe, die ständig in Kontakt mit unseren Körperzellen stehen. Sie übermitteln Informationen und regulieren zahlreiche Vorgänge wie Stoffwechselvorgänge, unsere Ernährung und Verdauung, den Blutdruck sowie unseren Salz- und Wasserhaushalt. Hormone sind auch bei Sexualfunktionen und während der Schwangerschaft aktiv. Ohne Hormone geht gar nichts. Unser Körper wird von schätzungsweise über 100 dieser chemischen Stoffe reguliert und gesteuert. Schon bevor wir das Licht der Welt erblicken, nehmen Hormone Einfluss auf unsere Entwicklung. Gebildet werden Hormone in spezialisierten Zellen, den sogenannten Drüsen, und werden von dort anschließend direkt ins Blut abgegeben, wo sie zu ihrem Wirkungsort transportiert werden. Oftmals stehen diese Drüsen über ein Netzwerk von mehreren miteinander verbundenen Zellen und Drüsen als sogenanntes Hormonsystem in direktem Kontakt miteinander. Zusammenfassend bezeichnet man dieses System als »Endokrines System«. Zu den bekanntesten Drüsen unseres Körpers zählen die Schilddrüse, die Zirbeldrüse, bestimmte Zellen der Bauchspeicheldrüse, die Keimdrüsen der Hoden, die Eierstöcke sowie die Hypophyse und der Hypothalamus im Gehirn. Hormone können sich auch gegenseitig beeinflussen. So schüttet der Hypothalamus bei Bedarf ein bestimmtes Releasing-Hormon aus, welches die Hormonproduktion der Hypophyse ankurbelt. Soll die Hormonproduktion in der Hypophyse gedrosselt werden, wird hierfür ein Inhibiting-Hormon im Hypothalamus gebildet.

Hormone geben somit unseren Lebensrhythmus vor. Da die Hormonkonzentration im Blut ständig schwankt, weil Hormone nur zu bestimmten Zeiten oder in bestimmten Situationen ausgeschüttet werden, arbeitet unser Körper nach einem bestimmten Tagesrhythmus. Der zentrale Taktgeber hierfür sitzt in unserem Gehirn und wird umgangssprachlich als »innere Uhr« bezeichnet. Diese innere Uhr verarbeitet Lichtimpulse, die über den Sehnerv weiter ans Gehirn geleitet werden, und startet somit die ersten Hormonproduktionen in Gang. Sicherlich haben Sie schon einmal vom Schlafhormon Melatonin gehört. Dieses Hormon wird nach genau diesem eben erwähnten Prinzip gebildet und steuert somit unseren Tag-Nacht-Rhythmus. Fallen also die ersten

Tageslichtstrahlen auf die Netzhaut, so wird die Produktion des Melatonins gehemmt. Bei Dunkelheit hingegen wird die Produktion angeregt. Über den Blutkreislauf wird dieses Hormon im Körper verteilt und somit dem Körper klargemacht, dass der Energiestoffwechsel sowie der Blutdruck heruntergefahren werden können und es Zeit ist, zu ruhen. Mit zunehmendem Alter sinkt jedoch die Fähigkeit des Körpers, das Hormon Melatonin selbstständig zu produzieren. Dies ist vermutlich auch der Grund, weshalb man mit zunehmendem Alter weniger Schlaf benötigt.

EINTEILUNG DER HORMONE NACH GRUPPEN

Wie bereits erwähnt, werden in unserem Körper viele unterschiedliche Hormone mit einer ebenso vielfältigen Wirkung gebildet. Diese Hormone werden im Labor in unterschiedliche Kategorien gruppiert.

Einteilung nach ihrer Struktur: Hierzu zählt man die Steroidhormone. Bekannteste Vertreter dieser Gruppe sind die Sexualhormone Testosteron und Östrogene, die hauptsächlich in den Keimdrüsen der Hoden und der Eierstöcke gebildet werden, sowie die Corticosteroide der Nebennierenrinde. Alle Steroidhormone haben eines gemeinsam: Sie leiten sich von einem Molekül ab, das viele von Ihnen sicherlich mit negativen Gedanken in Verbindung bringen, dem Cholesterin. Jedoch besitzt das Cholesterin neben seinem schlechten Ruf einige lebenswichtige Aufgaben. Aufgrund der Tatsache, dass die Steroidhormone sich von Cholesterin ableiten, sind diese gut fettlöslich. Diese Eigenschaft ermöglicht den Steroidhormonen direkt in die Zelle einzudringen, wo sie ihre Wirkung entfalten können. Dort können Steroidhormone Einfluss auf den Stoffwechsel der Zelle sowie auf die Produktion bestimmter Proteine nehmen.

Einteilung nach ihrem Bildungsort: Zu dieser Kategorie zählt man Hormone, die an bestimmten Orten gebildet werden. Als Beispiel wären hier Insulin, das in der Bauchspeicheldrüse gebildet wird, oder die Schilddrüsenhormone, die in der Schilddrüse gebildet werden, zu nennen. Schilddrüsenhormone spielen eine wichtige Rolle im Energiestoffwechsel und nehmen Einfluss auf das Wachstum einzelner Zellen; sie sind somit zwingend lebensnotwendig.

Einteilung nach ihrer Wirkung: Auch hier lässt sich die Gruppierung vom Namen ableiten. In stressigen Situationen beispielsweise ist der Körper darauf angewiesen, seine Urinstinkte zu aktivieren, um sich auf Kampf oder Flucht einzustellen. Hierbei werden im Gehirn verschiedene Regionen aktiviert, welche die Ausschüttung wichtiger Stresshormone veranlassen. Bekannteste Vertreter hierfür sind Adrenalin, Noradrenalin und Cortisol. Diese veranlassen unter anderem, dass sich der Herzschlag beschleunigt, die Muskulatur besser durchblutet wird und somit mehr Sauerstoff erhält und sie nehmen direkten Einfluss auf die Grundbedürfnisse eines jeden von uns. Sicherlich kennt jeder das unangenehme Gefühl, vor einer Gruppe von Menschen zu stehen, um einen Vortrag oder eine Präsentation zu halten. Man ist nervös, hat zittrige Knie und verschwitzte Hände. Andere müssen sich in extremen Fällen sogar übergeben. Dies liegt daran, dass unser Körper unter Stress steht und durch die Ausschüttung von Stresshormonen in Alarmbereitschaft versetzt wird. Die Bedürfnisse des Körpers werden hierbei auf ein Minimum reduziert. Unsere Immunabwehr wird im Gegenzug hochgefahren und für eventuelle Verletzungen und Wunden, die man sich in einem hypothetischen Kampf zuziehen könnte, vorbereitet. Somit ist Stress eine Körperreaktion, die bei Gefahr überlebensnotwendig ist. Glücklicherweise werden wir heutzutage kaum mit Situationen konfrontiert, in denen wir um unser Überleben kämpfen müssen. Leider hat sich unser Körper darauf eingestellt, mit Stress auf alltägliche Situationen zu reagieren. Wer ständig unter Strom steht und stressigen Situationen ausgesetzt ist, läuft Gefahr, einen ständig erhöhten Stresshormonspiegel aufzuweisen, was langfristig dazu führt, dass die natürlichen Stresssymptome die Gesundheit angreifen.

ESTRADIOL

Estradiol, auch E_2 genannt, ist ein natürlich vorkommendes Sexualhormon und bildet zusammen mit den Hormonen Estron und Estriol die Gruppe der Östrogene. Estradiol ist hierbei das wirksamste Hormon der Östrogene. Im Laufe der Jahre ändert sich dies jedoch. Während der Schwangerschaft übernimmt das Hormon Estriol und nach den Wechseljahren das Hormon Estron diese Vorreiterrolle. Sowohl der weibliche als auch der männliche Körper ist in der Lage, das Hormon Estradiol (17-beta-Estradiol) zu bilden. Frauen bilden dieses in größeren Mengen in ihren Eierstöcken, wohingegen bei Männern dieses Hormon in weitaus geringeren Mengen in der Nebennierenrinde und in den Hoden gebildet wird. Das Estradiol spielt während der Embryonalentwicklung eine entscheidende Rolle und unterstützt die geschlechtliche Ausbildung der weiblichen Geschlechtsorgane.

Während der Pubertät aktiviert und fördert dieses Hormon die Entwicklung der sekundären weiblichen Geschlechtsorgane, zum Beispiel der Brust, sowie deren Funktionen. Ebenfalls regt das Estradiol das Wachstum des Uterus und des Endometriums (Schleimhaut, die das Innere der Gebärmutter auskleidet) an und beeinflusst die Zusammensetzung des Zervixschleims, einer glasigen Flüssigkeit, die in den Drüsen des Gebärmutterhalses (*Cervix uteri*) gebildet wird und eine schützende Funktion hat. Studien belegten ebenfalls, dass Estradiol eine positive Wirkung auf die Herzkranzgefäße sowie eine vorbeugende Wirkung vor Osteoporose aufweist. Therapeutisch kann dieses Hormon bei einer Vielzahl von Erkrankungen gegeben werden. Hierbei steht in erster Linie der klassische Östrogenmangel im Vordergrund. Aber auch zur Behandlung von Entzündungen im Vaginalbereich, bei Juckreiz, Ekzemen oder trockener Scheide ist die Therapie mit Estradiol möglich. Jedoch sollte solch eine Therapie immer von einem Arzt überwacht werden, da bei einer Estradioltherapie teilweise starke Nebenwirkungen wie Kopfschmerzen, Depressionen, Übelkeit und Brustschmerzen auftreten können.

REFERENZBEREICHE ESTRADIOL (E2)*		
Frauen	Follikelphase	46–607 pmol/l
	Ovulationsphase	350–1828 pmol/l
	Lutealphase	161–774 pmol/l
	Menopause	18,4–201 pmol/l
Männer	ab 21 Jahre	28–156 pmol/l

Ursachen einer Erhöhung:

- Schwangerschaft
- Tumore

ESTRON

Estron (E_1) zählt neben dem Estradiol und dem Estriol zur Gruppe der Östrogene und ist ebenfalls ein natürlich vorkommendes Sexualhormon. Estron übernimmt jedoch eine Vorreiterrolle bei Frauen erst nach der Menopause und wird überwiegend in den Eierstöcken gebildet. In geringen Mengen kann dieses Hormon auch bei der Umwandlung von Fettzellen aus bestimmten Nebennierenrindenhormonen gebildet werden. Estron stellt vorrangig eine Speicherform des Estradiols dar, denn es kann in das aktive Estradiol umgebaut werden. Dies hat vor allem nach der Menopause eine große Bedeutung, da zu diesem Zeitpunkt die Estradiolproduktion abgefallen ist. So wird nach der Menopause vermehrt Estradiol aus dem vorhandenen Estron gebildet, welches die biologischen Funktionen der Östrogene ausführen kann. Medizinisch betrachtet bestimmt man das Estron im Blut, um einen Östrogenmangel nach der Menopause ausschließen zu können.

REFERENZBEREICHE ESTRON (E1)*		
Frauen	Vor Menopause	37,2–229,2 ng/l
	Nach Menopause	14,1–102,6 ng/l

Ursachen einer Erhöhung:

- Übergewicht
- Einnahme von östrogenhaltigen Medikamenten

ESTRIOL

Dieses Hormon wird hauptsächlich während der Schwangerschaft in der Plazenta gebildet. Dies ist auch der Grund, weshalb man Estriol auch als das »Schwangerschaftsöstrogen« bezeichnet. Nichtsdestotrotz kann Estriol auch in geringen Mengen in der Leber und in den Nebennierenrinden gebildet werden. Ab etwa der achten Schwangerschaftswoche bis kurz vor der Geburt steigt der Estriolspiegel im Blut der werdenden Mutter an. Dies liegt daran, dass in den Nebennieren des Fötus ein Hormon gebildet wird, welches über die Plazenta in den Blutkreislauf der Mutter gelangt und in der Leber der Mutter ebenfalls zu Estriol umgewandelt wird. Mithilfe einer einfachen Blut- oder aber auch Urinuntersuchung kann der Estriolspiegel bestimmt werden und es lassen sich Rückschlüsse auf den Gesundheitszustand des Fötus ziehen. Ein Mangel an Estriol deutet im zweiten Schwangerschaftsdrittel auf Neuronaldefekte oder Chromosomenfehlverteilungen (zum Beispiel Trisomie 21) hin. Jedoch sollte an dieser Stelle noch erwähnt werden, dass ein alleiniger Mangel an Estriol keine medizinisch griffige Aussage zulässt. Modernere Methoden und Techniken der Pränataldiagnostik haben diesen Hormonwert jedoch bereits abgelöst. Auch therapeutisch kann dieses Hormon eingesetzt werden. In Studien konnte gezeigt werden, dass Estriol eine positive Wirkung auf die Neubildung und Reifung von Zellen des Vaginaltraktes und auf Zellen der Blase hat. Zudem wurde nachgewiesen, dass Estriol das Risiko einer Harnwegs- und Vaginalinfektion senken kann.

REFERENZBEREICHE ESTRIOL*		
Frauen	nicht schwanger	< 50 ng/l
	ab 21. Schwangerschaftswoche	1,3–3,25 µg/l
	ab 40. Schwangerschaftswoche	6,1–20,1 µg/l

DHEA UND DHEAS

Die Abkürzung DHEA steht für den komplizierten Namen Dehydroepiandrosteron. Auch das DHEA ist ein Hormon. Genauer gesagt ist es ein Vorläuferhormon. Im Körper kann es zu Testosteron, aber auch zu Östrogenen umgewandelt werden. Dies hängt natürlich davon ab, was der Körper im Moment benötigt. Das DHEA entsteht zum größten Teil in der Nebennierenrinde durch den Einfluss eines weiteren Hormons namens ACTH (Adrenocorticotropes Hormon), das wiederum in der Hirnanhangsdrüse gebildet wird. Nach der Freisetzung wird dem DHEA in der Leber ein Schwefelatom angefügt. Dies bezeichnet der Wissenschaftler als sogenannte Sulfatierung. Anschließend liegt das DHEA als Dehydroepiandrosteron-Sulfat (DHEAS) vor, welches als Baustoff für die bereits erwähnten Geschlechtshormone verwendet werden kann. Dem DHEA wird eine ganze Reihe von positiven Eigenschaften zugesprochen. Im Volksmund wird dieses Hormon als »Jungbrunnenhormon« bezeichnet. Es steigert die Gedächtnisleistung, ist beim Aufbau von Muskelzellen beteiligt und lässt Fettzellen schmelzen. Der Mensch produziert bis zu seinem 30. Lebensjahr kontinuierlich DHEA. Von da an nimmt die Konzentration und die Produktion des Hormons kontinuierlich ab. Mit etwa dem Erreichen des 70. Lebensjahres beträgt die DHEA-Konzentration im Blut nur noch etwa 90 Prozent der anfänglichen Maximalkonzentration. In Studien konnte gezeigt werden, dass ein Mangel an DHEA zu verminderter Leistungsfähigkeit sowie zu Konzentrationsschwäche, Verlust der Libido, erhöhter Infektanfälligkeit und sogar zu Depressionen führen kann.

REFERENZBEREICHE DEHYDROEPIANDROSTERON (DHEA)*

Alter	Weiblich	Männlich
‹ 10 Jahre	2,8–85,2 µg/dl	2,8–85,2 µg/dl
10–14 Jahre	33,9 280 µg/dl	24,4–247 µg/dl
15–19 Jahre	65,1–368 µg/dl	70,2–492 µg/dl
20–24 Jahre	148–407 µg/dl	211–492 µg/dl
25–34 Jahre	98,8–340 µg/dl	160–449 µg/dl
35–44 Jahre	60,9–337 µg/dl	88,9–427 µg/dl
45–54 Jahre	35,4–256 µg/dl	44,3–331 µg/dl
55–64 Jahre	18,9–205 µg/dl	51,7–295 µg/dl
65–74 Jahre	9,4–246 µg/dl	33,6–249 µg/dl
› 75 Jahre	12–154 µg/dl	16,2–123 µg/dl

Ursachen einer Erhöhung:

- Nebennierenrindentumor
- Gestörte Steroidsynthese (siehe Seite 213)
- Adrenogenitales Syndrom

LUTEINISIERENDES HORMON (LH)

Ein wichtiges Hormon zur Steuerung der weiblichen, aber auch der männlichen Sexualfunktionen ist das Luteinisierende Hormon, welches häufig als LH abgekürzt wird. Gebildet wird dieses Hormon im vorderen Lappen der Hirnanhangsdrüse, in der Hypophyse, und kann dort bis zu seiner Freisetzung gespeichert werden. Ein Botenstoff namens Gonadoliberin veranlasst, dass das LH aus dem Speicher ausgeschüttet und in die Blutbahn abgegeben wird. Von dort aus gelangt es zu seinem Bestimmungsort, den Keimdrüsen, wo es seine Wirkung entfalten kann. Je nachdem, ob es sich um einen Mann oder um eine Frau handelt, übernimmt dieses Hormon unterschiedliche Aufgaben. Beim Mann sorgt das LH für eine vermehrte Bildung des männlichen Sexualhormons Testosteron. Bei der Frau regt das LH die Reifung der Eizellen und die Produktion von Östrogenen an. Für gewöhnlich wird dieser Laborwert nicht in einer Routineuntersuchung mitbestimmt.

Sollte Ihr Therapeut oder behandelnder Arzt einen bestimmten Verdacht haben, so lassen sich anhand des LH-Wertes Aussagen über die Funktion der Keimdrüsen und der Hirnanhangsdrüse treffen. Ein Verdacht besteht bei eventueller Unfruchtbarkeit oder bei unerfülltem Kinderwunsch. Hierbei wird Ihnen Ihr Arzt oder Therapeut weitere Auskünfte geben. Bei Frauen ist ein schwankender LH-Wert nicht großartig dramatisch, denn in der Regel kann dieser Laborwert in der Zeit des Eisprunges bis um ein Zehnfaches ansteigen. Um diesen Wert zu bestimmen, müssen Sie nicht zwingend einen Arzt aufsuchen. Per Urintest, den Sie in jeder handelsüblichen Apotheke kaufen können, lässt sich dieser Wert einfach und unkompliziert von zu Hause aus bestimmen. Jedoch sollten Sie das Ergebnis immer von einem Arzt oder Therapeuten beurteilen und interpretieren lassen. Wurde bei Ihnen ein krankhafter Wert festgestellt, so wird der Arzt eine entsprechende Therapie festlegen. Hormonschwankungen werden entsprechend ihrer zugrunde liegenden Ursache behandelt und die Symptome medikamentös oder operativ gelindert. In allen Fällen jedoch wird der Arzt wiederholt diesen Laborparameter – zusammen mit anderen – bestimmen, um den Therapieerfolg beurteilen zu können.

REFERENZBEREICHE LUTEINISIERENDES HORMON (LH)*		
Frauen	Follikelphase	2–6 U/l
	Ovulationsphase	6–20 U/l
	Lutealphase	3–8 U/l
	Menopause	> 30 U/l
Männer	vor Pubertät	0,2–0,8 U/l
	nach Pubertät	0,8–8,3 U/l

Wann haben Frauen einen zu hohen LH-Wert:

- Während des Eisprungs
- Nach Entfernung der Eierstöcke
- Polyzystisches Ovarialsyndrom (siehe Seite 215)
- Nach/während einer Chemotherapie
- Diverse genetische Erkrankungen

Ursachen einer Erhöhung:

- Hodenentzündung
- Hodentorsion (siehe Seite 213)
- Hodenzysten oder Hodenkrebs

Ursachen einer Verringerung:

- Magersucht (siehe Seite 214)
- Bestimmte Tumorerkrankungen
- Entzündliche Darmerkrankungen
- Mukoviszidose (siehe Seite 214)

FOLLIKEL STIMULIERENDES HORMON (FSH)

Die Abkürzung FSH steht für das Follikel stimulierende Hormon und spielt zusammen mit dem LH (Luteinisierendes Hormon) eine wichtige Rolle für die Regulation des weiblichen Menstruationszyklus. Auch bei Männern kommt dieses Hormon vor und ist dort mitverantwortlich für die Produktion der Spermien. Gebildet wird das FSH in einem speziellen Bereich des Gehirns, der Hypophyse. In der ersten Phase des weiblichen Menstruationszyklus, der Follikelphase, veranlasst es die Reifung des Follikels in den Eierstöcken, in denen sich die Eizellen befinden. Der weibliche Zyklus wird in die follikuläre Phase, die Ovulationsphase und die luteale Phase eingeteilt.

Phase 1 des weiblichen Zyklus beginnt am ersten Tag der Regelblutung mit der sogenannten Follikelphase. Ohne FSH kann das Ei nicht reifen, was einen unerfüllten Kinderwunsch zur Folge hat. Für gewöhnlich bestimmt man das FSH außerdem bei Verdacht auf eine Ovarialinsuffizienz, was sich durch abnormale Regelblutungen bemerkbar machen kann. Bei Männern liefert dieser Wert wichtige Hinweise wie zum Beispiel auf Störungen der Samenreifung.

REFERENZBEREICHE FOLLIKEL STIMULIERENDES HORMON (FSH)*		
Frauen	Follikelphase	2–10 IU/ml
	Ovulationsphase	8–20 IU/ml
	Lutealphase	2–8 IU/ml
	Menopause	20–100 IU/ml
Männer	Erwachsene	2–20 IU/ml

Ursachen einer Erhöhung (Männer):

- Hodenkrebs
- Hodentorsion (siehe Seite 213)
- Störungen der Spermienproduktion
- Genetische Defekte

Ursachen einer Verringerung (Männer):

- Hodeninsuffizienz (siehe Seite 213)
- Hypogonadismus (siehe Seite 213)

Ursachen einer Erhöhung (Frauen):

- Ovarialinsuffizienz (siehe Seite 214)
- Tumorerkrankungen
- Menopause (siehe Seite 214)
- Genetische Defekte

Ursachen einer Verringerung (Frauen):

- Einnahme von Ovulationshemmern
- Stress
- Anorexia nervosa (siehe Seite 212)

PROGESTERON

Das Progesteron, welches auch als Corpus-luteum-Hormon oder als Gelbkörperhormon bezeichnet wird, ist ein weibliches Sexualhormon, das im Gelbkörper einer jeder Frau gebildet wird. Bei Männern kann dieses Hormon in geringen Mengen in der Nebennierenrinde gebildet werden, hat jedoch kaum eine medizinische Relevanz. Bei Frauen ist die Bildung von Progesteron abhängig vom Menstruationszyklus und wird während der zweiten Phase des Zyklus, also nach dem Eisprung, über das luteinisierende Hormon (LH) reguliert. In dieser Phase kommt es zu einer vermehrten Bildung von Progesteron, was dafür sorgt, dass die Gebärmutterschleimhaut stärker durchblutet wird und sich entfalten kann. Das Progesteron bereitet somit die Gebärmutterschleimhaut auf eine mögliche Einnistung einer befruchteten Eizelle vor und wird aus diesem Grund auch oftmals als »Schwangerschaftshormon« bezeichnet.

Während dieser Phase steigt auch die Körpertemperatur der Frau um etwa 0,2 bis 0,5 Grad Celsius an. Wissenschaftler konnten ebenfalls belegen, dass dieses Hormon die Beweglichkeit der Spermien steigert, sobald diese mit dem Hormon in Kontakt treten, wodurch deren Fähigkeit, in eine Eizelle einzudringen, deutlich verstärkt werden kann. Der Progesteronspiegel im Blut ist somit ein wichtiger Indikator für die Fruchtbarkeit der Frau. Infolge einer Schwangerschaft verliert der Gelbkörper allmählich seine Fähigkeit, Progesteron zu bilden. Ab etwa der zwölften Schwangerschaftswoche ist die Plazenta für die Produktion des Progesterons zuständig. Bleibt eine Schwangerschaft aus, bildet sich der Gelbkörper zurück und es kommt letzten Endes zur Menstruation (Regelblutung). Medizinische Relevanz hat dieser Laborwert, wenn Zyklusstörungen in Form von unregelmäßigen Abständen der Menstruation auftreten oder bei unerfülltem Kinderwunsch. Sollte eine Gelbkörperschwäche vorliegen, lässt sich dies ganz einfach anhand einer Blutentnahme feststellen.

REFERENZBEREICHE PROGESTERON*		
Frauen	Follikelphase	< 0,1 ng/ml
Frauen	Ovulationsphase	1–2 ng/ml
Frauen	Lutealphase	> 12 ng/ml
Frauen	Menopause	< 1 ng/ml
Männer	Erwachsene	0,3–1,2 ng/ml

Ursachen einer Erhöhung:

- Schwangerschaft
- Zyklusabhängig
- Ovarialtumor (siehe Seite 214)

Ursachen einer Verringerung:

- Menopause (siehe Seite 214)
- Anorexia nervosa (siehe Seite 212)
- Ovulationsstörungen (siehe Seite 214)

TESTOSTERON

Sicherlich hat jeder von Ihnen schon einmal von Testosteron gehört. Es ist das wichtigste und bekannteste Geschlechtshormon des Mannes. Häufig wird dieses Hormon mit der Libido oder der »Standhaftigkeit« des Mannes in Verbindung gebracht. Tatsächlich hat das Testosteron Einfluss auf unser Liebesleben, jedoch wird unser Lustrhythmus ebenso von unserer Psyche (Stress) und unserem Lebensalter gesteuert. Einen viel wichtigeren Einfluss hat Testosteron auf die Entwicklung unserer primären und sekundären Geschlechtsmerkmale. Dies ist jedoch nicht die einzige Aufgabe des Steroidhormons. Testosteron fördert die Eiweißsynthese, was wiederum einen positiven Einfluss auf den Muskelaufbau hat. Darüber hinaus steuert Testosteron den Fettabbau und wirkt sich positiv auf die kognitiven Fähigkeiten, die Koordination und das Gedächtnis aus. Ein Überschuss an Testosteron macht Personen kraftvoll, durchsetzungsstark und energisch.

Wird jedoch ein gewisses Level überschritten, führt ein Überschuss an Testosteron zu starken Stimmungsschwankungen, Depressionen, Kopfschmerzen und zu erhöhten Cholesterinwerten. In der Hirnanhangsdrüse sorgt das Hormon FSH dafür, dass ein weiterer Botenstoff namens ICSH (interstitielles stimulierendes Hormon) ausgeschüttet wird. Dieser Botenstoff wird über den Blutweg zu den Nebennieren und vor allem zu den Hoden, genauer gesagt zu den Leydig-Zellen, transportiert, wo letztendlich das Testosteron gebildet wird. Jedoch gelangt nur ein geringer Prozentsatz des Testosterons frei ins Blut. Der größte Teil des Testosterons wird direkt nach der Bildung an ein Eiweiß namens SHBG (sexualhormonbindendes Globulin) gebunden, mit dessen Hilfe es gespeichert und transportiert werden kann. Jeder von Ihnen kann die Bildung des Testosterons im Körper selbst fördern. Mithilfe von regelmäßigen Sporteinheiten wie Ausdauersport oder Krafttraining produziert der Körper vermehrt Testosteron. Jedoch gilt auch hier Vorsicht. Zu viel Sport kann das Gegenteil bewirken und Ihren Hormonhaushalt durcheinanderbringen. Lassen Sie sich hierbei gerne von Ihrem behandelnden Arzt beraten. Ein vermehrter und erhöhter Alkoholkonsum hingegen lässt den Testosteronspiegel dauerhaft sinken.

REFERENZBEREICHE TESTOSTERON GESAMT*	
Frauen	3,5–9,0 µg/l
Männer	0,15–0,55 µg/l

Ursachen einer Erhöhung:

- Doping mit Testosteron
- Hodentumor
- Androgenresistenz (siehe Seite 212)
- Morbus Cushing (siehe Seite 214)
- Ovarialtumoren (bei Frauen) (siehe Seite 214)

Ursachen einer Verringerung:

- Gonadeninsuffizienz (siehe Seite 213)
- Drogenkonsum
- Alkoholismus
- Leberzirrhose (siehe Seite 214)

10 OXIDATIVER STRESS

Bestimmt kennen Sie das. Sie steigen ins Auto oder in den Bus, um frühmorgens zur Arbeit zu fahren. Kaum auf der Straße, geht es nicht mehr vorwärts. Stau. Sie kommen nicht mehr pünktlich zur Arbeit und müssen Termine verschieben. Kaum im Büro angekommen, klingelt das Telefon und etliche Dinge müssen erledigt werden. Die Zeit, die Sie im Stau gestanden haben, muss wieder reingeholt werden. Für Ihren Körper bedeutet dies enormen Stress! Dass sich anhaltender Stress negativ auf Ihre Gesundheit auswirkt, ist längst kein Geheimnis mehr. Doch wussten Sie, dass sich Stress auch auf unsere Zellen auswirken kann? Wir alle sind ständig und nahezu ununterbrochen einer Vielzahl von sogenannten Stressoren ausgesetzt. Zu den bekanntesten zählen Autoabgase und Zigarettenrauch. Aber auch UV-Strahlung, Abbauprodukte von Medikamenten oder Zusatzstoffe in der Nahrung können vermehrt freie Radikale erzeugen, wodurch unser Körper ständig unter Belastung steht.

FREIE RADIKALE

Bei freien Radikalen handelt es sich um Sauerstoffverbindungen, denen wir in unserer Umwelt ständig begegnen. Man versteht darunter Sauerstoffverbindungen, denen ein Elektron fehlt. Elektronen sind winzig kleine, negativ geladene Elementarteilchen. Doch von der Größe dieser Kleinstteilchen darf man sich nicht täuschen lassen, denn auf zellulärer Ebene haben diese selbst mit dem Lichtmikroskop unsichtbaren Teilchen große Auswirkungen. Man unterscheidet zwischen exogenen freien Radikalen, die von außen zugeführt werden, und endogenen freien Radikalen, die im Körperinneren entstehen. Es ist nicht besonders verwunderlich, dass gerade in Städten – also dort, wo wir eine hohe Populationsdichte, viel Autosmog und auch Zigarettenrauch einatmen – mehr exogene freie Radikale gefunden werden als endogene freie Radikale. Wissenschaftler sprechen bei freien Radikalen von sogenannten Oxidantien.

Wussten Sie, dass Raucher pro Zug an einer Zigarette etwa eine Milliarde solcher Oxidantien einatmen? Ebenso führt vermehrter Alkoholkonsum zu einer verstärkten Produktion von Oxidantien.

Unser Organismus ist so aufgebaut, dass wir Sauerstoff zum Überleben benötigen. Halten wir nur für kurze Zeit den Atem an, so merken wir, wie wichtig Sauerstoff für uns ist. Der eingeatmete Sauerstoff gelangt über die Lungen in unser Blut. Dort werden die roten Blutkörperchen mit dem eingeatmeten Sauerstoff beladen und zu den unterschiedlichen Zellen unseres Körpers transportiert. Dort angekommen, wird der Sauerstoff verwertet und in Energie umgewandelt. Als Abbauprodukt entsteht Kohlendioxid (CO_2), das ebenfalls mithilfe der roten Blutkörperchen zurück zur Lunge transportiert und von dort aus ausgeatmet wird.

Bei dieser Umwandlung von Sauerstoff in Kohlendioxid entstehen unvermeidlich viele dieser sogenannten endogenen freien Radikale. Dies könnte verheerende Folgen haben. Jedoch hat unser Körper über Jahrhunderte hinweg Strategien entwickelt, diese freien Radikale abzufangen und zu entschärfen. Hierbei helfen ihm sogenannte Antioxidantien. Dies sind die Gegenspieler der Oxidantien. Sie entschärfen die bösartigen freien Radikale. Zu den bekanntesten Vertretern der Antioxidantien gehören die Vitalstoffe, Coenzym Q10, Vitamin C und Vitamin E, aber auch Spurenelemente wie Mangan und Zink. Diese Substanzen werden als »Radikalfänger« bezeichnet.

Werden dem Körper nun freie Radikale von außen zugeführt oder direkt im Körper gebildet, »holt« sich das freie Radikal das ihm fehlende Elektron von einem dieser zur Verfügung stehenden Antioxidantien. Somit ist die Sauerstoffverbindung wieder komplett und kann ganz normal über den Zellstoffwechsel genutzt werden. Antioxidantien sind also enorm wichtig für unseren Körper. Aus diesem Grund ist es ratsam, dass sich Menschen, die vermehrt freien Radikalen ausgesetzt sind, wie zum Beispiel Raucher oder Großstadtbewohner, Antioxidantien wie Vitamin C zu sich nehmen oder sich zumindest von ihrem Arzt oder Therapeuten dahingehend beraten lassen.

OXIDIERTES LDL

Die Abkürzung LDL steht für Low Density Lipoprotein. Das LDL besitzt eine niedrige Dichte und ist besonders cholesterinreich. Dieses Lipoprotein ist das Haupttransportmedium des Cholesterins. Cholesterin ist ein wichtiger Baustein der Zellmembranen und der Ausgangsstoff vieler Hormone, Gallensäuren und Vitamine. Ein erhöhter LDL-Spiegel im Blut muss nicht zwingend als schlecht betrachtet werden. Besonders gefährlich jedoch ist es, wenn diese LDL-Partikel aufgrund freier Radikale oxidieren. Dann spricht man von oxidiertem LDL. Dieses oxidierte LDL ist an der Außenhülle des Lipoproteins so verändert, dass es nicht mehr an die auf den Zellen vorhandenen LDL-Rezeptoren andocken kann und somit der Transport in die Zelle verhindert wird. Dadurch steigt die Konzentration im Blut an, was zu einer Schädigung der Gefäßwände führen kann. Stress, entzündliche Prozesse, Fehlernährung oder Zigarettenrauch fördern die Entstehung dieser Radikale. Glücklicherweise verfügt der Körper über einige Waffen, um dieses oxidierte LDL zu bekämpfen. Abwehrzellen, wie zum Beispiel Monozyten und Makrophagen, sind in der Lage, diese oxidierten Lipoproteine zu verdauen, was den Spiegel im Blut wieder senkt. Jedoch wandeln sich diese Abwehrzellen nach Aufnahme in sogenannte Schaumzellen um. Diese wiederum lagern sich ebenfalls in den Gefäßwänden ab und können Ursache kleiner entzündlicher Veränderungen von Blutgefäßen (arteriosklerotische Plaques) sein. Ein Teufelskreis beginnt. Als Therapie und zur Vorbeugung sollte man Stress reduzieren und das Rauchen einstellen. Ebenso wird eine pflanzen- und ballaststoffreiche Ernährung mit vielen Vitaminen empfohlen.

REFERENZBEREICHE OXIDIERTER LDL-WERT*	
Frauen	< 117 U/l
Männer	< 117 U/l

Ursachen einer Erhöhung:

- Stress
- Arteriosklerose (siehe Seite 212)
- Rauchen
- Fehlernährung

NITROTYROSIN

Von oxidativem Stress unterscheidet man den nitrosativen Stress. Darunter ist eine verstärkte Form des oxidativen Stresses zu verstehen, der neben Gefäßwänden ganze Körperstrukturen schädigen kann. Freie Radikale haben einen erheblichen Einfluss auf den normalen Stoffwechsel, was zur Entstehung zahlreicher Erkrankungen führen kann. Diese freien Radikale, meist Stickstoffmonoxide, können für Entzündungen (akut oder chronisch), Alzheimer, Parkinson, Asthma, Herzerkrankungen oder einfache Hauterkrankungen ursächlich sein. Besonders eisenhaltige Enzyme, wie beispielsweise wichtige Entgiftungsenzyme, aber auch einige Schilddrüsenhormone können durch den nitrosativen Stress beeinflusst oder gar gehemmt werden. Freie Radikale verändern auch Enzyme der in den Zellen enthaltenen Mitochondrien, woraus eine gestörte Energiegewinnung und somit eine vermehrte Zellschädigung resultiert. Ist der Körper über einen längeren Zeitraum vermehrt freien Radikalen ausgesetzt, entsteht ein hochreaktives Molekül namens Peroxynitrit, welches mit der im Körper vorhandenen Aminosäure Tyrosin zu dem im Blut bestimmbaren Nitrotyrosin reagiert.

REFERENZBEREICHE NITROTYROSIN WERT*	
Frauen	< 4,4 nmol/l
Männer	< 4,4 nmol/l

Ursachen einer Erhöhung:

- Stress
- Entzündungen
- Sepsis (siehe Seite 215)
- Krebs

TOTALE ANTIOXIDATIVE KAPAZITÄT

Wie bereits erwähnt, ist unser Körper Tag für Tag einer Vielzahl von Angriffen sogenannter freier Radikale ausgesetzt. Um diese Angriffe abzuwehren, verfügt er über ein sogenanntes antioxidatives Schutzsystem. Zu diesem zählen unter anderem einige Vitamine (Vitamin C und E), Spurenelemente (Selen, Kupfer, Mangan), aber auch Enzyme (Superoxiddismutase (SOD), Glutathion (GSH), Glutathionperoxidase (GPX)). Um sich einen Überblick über den Gesamtstatus aller im Körper aktiven Antioxidantien zu verschaffen, kann im Labor die Totale Antioxidative Kapazität (TAS) bestimmt werden. Dieser Laborwert weist also nach, wie gut der Körper in der Lage ist, freie Radikale unschädlich zu machen. Ist dieser Laborwert vermindert, spricht man von oxidativem Stress.

REFERENZBEREICHE TOTALE ANTIOXIDATIVE KAPAZITÄT (TAS)*	
Frauen	213–629 mmol/l
Männer	534–915 mmol/l

Ursachen einer Verringerung:

- Oxidativer Stress
- Krebs
- Entzündungen
- Stress

11 GENETIK UND KREBS

Seit das menschliche Genom Ende der 90er-Jahre im Rahmen des »Human Genome Project« vollständig entschlüsselt wurde, werden fast täglich neue Forschungsprojekte, die die vorhandenen Gene genauer unter die Lupe nehmen, ins Leben gerufen. Dabei kommen immer aktuellere Erkenntnisse über uns Menschen, unseren Körper und dessen Funktionen ans Tageslicht. Das Risiko, an bestimmten Krankheiten zu erkranken, sowie das Vorhandensein von Medikamenten- und/oder Nahrungsmittelunverträglichkeiten können heute ebenso bestimmt werden. Doch was für viele Wissenschaftler ein faszinierendes Forschungsfeld ist, ist für manche Menschen gar beängstigend.

- Kann die Wissenschaft alles voraussagen?
- Ist ein bestimmter Mensch intelligent?
- Leide ich an einer bestimmten Krankheit?
- Wann sterbe ich?

Dies sind die typischen Fragen, mit denen Genetiker fast täglich konfrontiert werden. Doch wollen wir dies alles überhaupt wissen? Die modernen Genanalysen sind tatsächlich eher als Hilfestellung zu sehen, die den Menschen dabei unterstützt, einen für sie angenehmeren Lebensstil zu finden. Denn die meisten genetischen Veranlagungen kommen erst zum Tragen, wenn sie mit äußeren Faktoren zusammentreffen. Hierbei spricht der Fachmann von der

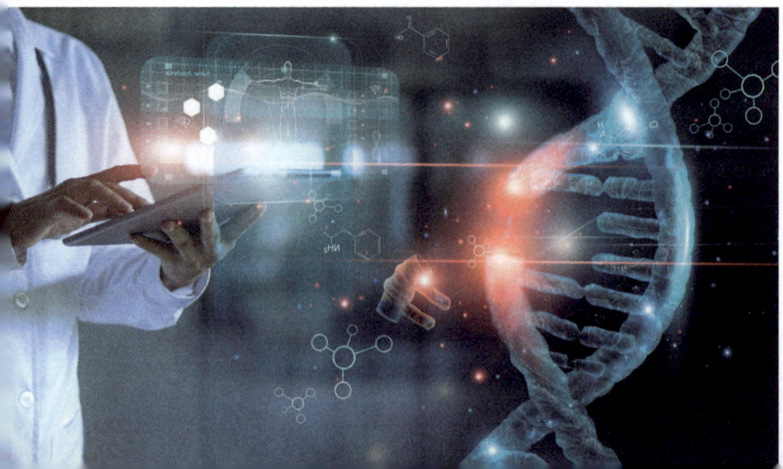

Der Bauplan des Lebens steckt in unseren Genen.

»Epigenetik«. Als bestes Beispiel wäre hier Übergewicht zu nennen. Denn nur wer sich kaum bewegt und dazu noch viele Kalorien zu sich nimmt, leidet an übermäßiger Körperfülle. Wer jedoch seinen Lebensstil entsprechend anpasst, kann trotz genetischer Veranlagung ein Leben lang schlank bleiben. Somit ist es in einigen Situationen sogar sinnvoll, genauer hinzuschauen und einen Blick auf seine Gene zu werfen. Hierbei wird das Erbgut eines Menschen detaillierter untersucht. Es liegt in Form von Chromosomen, als DNS-Fäden aufgesponnen, im Zellkern einer jeden Zelle vor. Die DNS (Desoxyribonukleinsäure) beinhaltet alle Informationen, die unser Körper benötigt. Darin ist enthalten, welche Augenfarbe, welche Haar- und Hautfarbe, sogar welches Geschlecht wir besitzen. Einzelne Abschnitte dieser DNS werden als Gene bezeichnet. Die Gesamtheit aller Gene wird als Genom bezeichnet. Das menschliche Genom besteht aus insgesamt 20 000 Genen. Diese Gene können durch gewisse Umwelteinflüsse wie UV-Strahlen oder durch bestimmte Medikamente mutieren. Nicht jede Mutation ist zwingend mit dem Ausbruch einer Krankheit verbunden. Im Körper gibt es unzählige Kontrollmechanismen, die eine Genmutation zu verhindern versuchen. Für eine genetische Untersuchung genügt in der Regel eine Blut- oder Speichelprobe. In der Regel lassen sich drei Arten von Gentests unterscheiden.

- Diagnostische Gentests: Sie dienen in erster Linie dazu, die Ursache einer bestehenden Erkrankung zu finden.
- Prädiktive Gentests: Sie werden hauptsächlich eingesetzt, um bestimmte Behandlungen, vor allem medikamentöser Art, zu planen. Dabei werden gezielt Eigenschaften im Körper gesucht, die beispielsweise die Wirkung bestimmter Medikamente beeinflussen können.
- Prognostische Gentests: Sie werden durchgeführt, um zukünftig auftretende Krankheiten vorhersagen zu können und Auskünfte darüber zu geben, wie wahrscheinlich es ist, einmal an einer bestimmten Krankheit zu erkranken.

KREBS

Nach heutigem Wissensstand ist Krebs nach den Herz-Kreislauf-Erkrankungen die zweithäufigste Todesursache in Deutschland. Im Durchschnitt erkranken allein in Deutschland jedes Jahr etwa 340 000 Menschen an Krebs, wobei die meisten Menschen dabei über 60 Jahre alt sind. Bei den Frauen steht Brustkrebs und bei den Männern Prostatakrebs an erster Stelle. Statistisch betrachtet können etwa 30 Prozent aller Krebspatienten von ihrer Krankheit vollständig geheilt werden, wobei dies häufig mit operativen Eingriffen und einer daran anknüpfenden Strahlentherapie einhergeht. Die genaue Entstehung von Krebs ist bis heute ungeklärt. Mögliche Auslöser dieser Erkrankung könnten sein:

- Bestimmte Strahlung (UV-Strahlung, Röntgenstrahlung)
- Bestimmte Chemikalien
- Bestimmte Viren
- Psychische Ursachen können die Entstehung begünstigen

Dies sind nur einige der möglichen Ursachen für die Entstehung von Krebs. In unserem Körper laufen täglich mehrere Tausende biochemische Stoffwechselvorgänge ab. Hin und wieder kommt es dabei zu Fehlern, sei es bei der Übertragung von Stoffen von Zelle zu Zelle, bei der Zellteilung oder beim Kopiervorgang der DNS. Werden diese Fehler nicht rechtzeitig von den körpereigenen Kontrollmechanismen entdeckt und korrigiert, kann dies zu einer Entartung führen und ein Tumor entsteht. Häufig kommt es im Zusammenhang mit dem Begriff »Tumor« zu Irritationen. Denn ein Tumor bedeutet in erster Linie nicht immer gleich etwas Schlechtes und darf nicht sofort mit Krebs in Verbindung gebracht werden. Das Wort stammt aus dem Lateinischen (*tumor*) und bedeutet lediglich »Geschwulst«. Im medizinischen Kontext bedeutet Tumor, dass es sich um die Anschwellung eines bestimmten Organs oder eines bestimmten Gewebes handelt. Somit sind streng betrachtet eine Beule, die entsteht, nachdem man sich den Kopf angeschlagen hat, oder ein gewöhnlicher Pickel im Gesicht ebenfalls Tumoren.

Sollte tatsächlich eine bösartige Tumorerkrankung vorliegen, so ist es möglich, diese anhand einer Blutprobe frühzeitig zu erkennen. Diese Blutwerte bezeichnet man als Tumormarker. Darunter versteht man biologische Substanzen, die aufgrund eines (meist) bösartigen Tumors produziert werden und von diesem ins Blut abgegeben werden. Wichtig ist jedoch zu wissen, dass Tumormarker keine Krebsvorsorgeuntersuchung ersetzen, und ein positiver Befund muss nicht automatisch auf das Vorhandensein von Krebs schließen lassen. Auch bei harmlosen entzündlichen Prozessen können diese Tumormarker im Blut nachgewiesen werden. Ihr behandelnder Arzt oder Therapeut weiß, wie er diese Werte zu interpretieren hat. Wird der Krebs in einem sehr frühen Stadium erkannt, kann man etwas dagegen tun. In der Krebsdiagnostik spricht man von »Time is life« (»Zeit ist Leben«).

Leider jedoch ist nicht jeder Tumor beziehungsweise jeder Krebs gleich, was die medizinische Diagnostik in vielen Fällen erschwert. Im Umkehrschluss bedeutet dies jedoch auch, dass ein negativer Tumormarker nicht automatisch heißt, dass kein Tumor vorliegt. In erster Linie werden Tumormarker zur Therapieüberwachung einer bereits bekannten und bestehenden Tumorerkrankung und zur Früherkennung eines Rezidivs (Rückfall nach Therapie) bestimmt. Nur in sehr seltenen Fällen dienen Tumormarker zur tatsächlichen Ersterkennung einer Krebserkrankung. Wurde ein positiver Tumormarker nachgewiesen, so wird der behandelnde Arzt den Wert interpretieren und gegebenenfalls weitere Untersuchungen durchführen und eine entsprechende Therapie beginnen. Wichtig hierbei ist für ihn die Höhe des untersuchten Tumormarker-Wertes, denn dieser Wert kann mit dem Ausmaß der Tumorerkrankung korrelieren und dem Arzt entscheidende Hinweise über den Krankheitsverlauf liefern. Die meisten Tumormarker werden mit dem Kürzel CA und einer Zahl bezeichnet. Die Abkürzung kommt aus dem Englischen und steht für »Cancer« oder »Cancer Antigen« (»Krebs« beziehungsweise »Krebsantigen«, ein Stoff, gegen den der Körper Abwehrstoffe bildet). In medizinischen Laboratorien stehen eine Vielzahl an Tumormarkern zur Verfügung. Im Folgenden werden die gängigsten Parameter aufgeführt.

AFP

AFP ist die Abkürzung für Alpha-Fetoprotein und ein Tumormarker für Keimzelltumoren. Keimzellen befinden sich in den Hoden des Mannes sowie in den Eierstöcken der Frau. Ebenfalls wurde ein Anstieg des Wertes bei Lebertumoren beobachtet.

REFERENZBEREICH AFP	
Frauen und Männer	< 8,5 U/l

CA 15-3

Dieser Tumormarker wird in erster Linie bei Frauen untersucht, denn er kann durch Tumore der weiblichen Brust sowie bei Eierstockkrebs erhöht sein.

REFERENZBEREICH CA 15-3	
Frauen und Männer	< 28 U/ml

CA 19-9

Dieser Tumormarker kann bei einer Vielzahl von Tumorerkrankungen erhöht sein. Unter anderem bei Tumoren der Bauchspeicheldrüse, der Gallenwege, der Leber, des Magens sowie bei bestimmten Darmtumoren. Leider kann dieser Parameter auch bei gutartigen Erkrankungen der eben genannten Organe erhöht sein. Zudem wurde in Studien gezeigt, dass bei Rauchern dieser Wert ebenfalls erhöht sein kann.

REFERENZBEREICH CA 19-9	
Frauen und Männer	< 37 U/ml

CA 125

Auch hierbei handelt es sich um einen Marker, der bei Tumorerkrankungen der Eierstöcke, aber auch der Bauchspeicheldrüse oder Gallenwege erhöht sein kann. Ebenfalls wurden bei schwangeren Frauen erhöhte Werte nachgewiesen.

REFERENZBEREICH CA 125	
Frauen und Männer	< 35 U/ml

CALCITONIN

Dieser Marker schlägt bei sogenannten C-Zell-Tumoren an. C-Zell-Tumore sind bestimmte Schilddrüsentumore. Bei den Normalwerten unterscheidet der Mediziner zwischen Männern und Frauen.

REFERENZBEREICHE CALCITONIN	
Frauen	< 4,6 pg/ml
Männer	< 11,5 pg/ml

CEA

Die Abkürzung CEA steht für »Carcinoembryonic Antigen« und bedeutet übersetzt »karzinoembryonales Antigen«. Dieser Tumormarker wird als »Allrounder« bezeichnet. Denn dieser ist ein vergleichsweise unspezifischer Laborparameter und könnte auf eine Vielzahl von Tumoren hindeuten. Häufig steht er im Zusammenhang mit bösartigen Erkrankungen des Dickdarms, des Magens, der Leber, der Lunge, aber auch der weiblichen Brust. Auch bei harmlosen Entzündungen oder einer Leberzirrhose kann dieser Wert hin und wieder erhöht sein.

REFERENZBEREICH CEA	
Frauen und Männer	< 5 µg/ml

HCG

Das HCG, auch humanes Choriogonadotropin genannt, ist ein Marker, der normalerweise in der Schwangerschaft vom Körper gebildet wird. Anhand dieses Wertes kann sogar die exakte Schwangerschaftswoche bestimmt werden. Aber auch bei bösartigen Tumorerkrankungen wie Erkrankungen der Keimzellen (Hoden und Eierstöcke) kann dieser Wert erhöht sein.

REFERENZBEREICH HCG	
Frauen und Männer	< 10 U/ml (außer bei Schwangeren)

PSA

Das prostataspezifische Antigen (PSA) ist ein Marker für Tumoren der Prostata. Jedoch dann dieser Wert auch bei gutartigen Erkrankungen der Prostata wie zum Beispiel bei Prostataadenomen (Vergrößerung der Prostata) erhöht sein.

REFERENZBEREICH PSA	
Frauen und Männer	< 4,5 µg/ml

VORSORGEUNTERSUCHUNGEN

Werden die unterschiedlichen Krebsarten rechtzeitig und in einem frühen Stadium erkannt, besteht bei vielen dieser bösartigen Erkrankungen eine nahezu hundertprozentige Heilungschance. Aus diesem Grund übernehmen die Krankenkassen für ihre Mitglieder eine regelmäßige Krebsvorsorgeuntersuchung nach den Richtlinien des Bundesausschusses der Ärzte. Diese umfasst folgende Leistungen:

Frauen ab dem 20. Lebensjahr

- Gynäkologische Untersuchung (jährlich)

Frauen ab dem 30. Lebensjahr

- Abtasten der Brustdrüsen und Lymphknoten im Achselbereich

Frauen ab dem 50. Lebensjahr

- Untersuchung des Darmausgangs
- Mammographie (alle zwei Jahre)
- Untersuchung auf verborgenes Blut im Stuhl

Frauen ab dem 56. Lebensjahr

- Darmspiegelung zur Krebsfrüherkennung (alle 10 Jahre)

Männer ab dem 45. Lebensjahr

- Untersuchung der Hoden, Prostata und des Darmausgangs

Männer ab dem 50. Lebensjahr

- Untersuchung auf verborgenes Blut im Stuhl

Männer ab dem 56. Lebensjahr

- Darmspiegelung zur Krebsfrüherkennung (alle 10 Jahre)

12 MIKRO-ORGANISMEN

BAKTERIEN UND VIREN

Im gesamten Buch wird immer wieder von Bakterien oder Viren gesprochen. Sie können Laborwerte beeinflussen, verursachen Krankheiten, werden wiederum teilweise auch am oder im menschlichen Körper benötigt. Wo liegen nun die Unterschiede zwischen Bakterien und Viren? Sowohl Bakterien als auch Viren können uns krank machen. Viel mehr Gemeinsamkeiten besitzen diese beiden Erregergruppen jedoch nicht. Um Bakterien von Viren unterscheiden zu können, ist es wichtig, erst einmal deren jeweiligen Stoffwechsel zu betrachten. Bakterien sind kleine eigenständige Lebewesen, die man mit bloßem Auge nicht sehen kann. Im Labor können diese Lebewesen jedoch mithilfe von Farbstoffen und einem Lichtmikroskop sichtbar gemacht werden. Sie besitzen einen eigenen Stoffwechsel und ernähren sich, um zu überleben. Viren hingegen sind im Vergleich zu Bakterien viel kleiner und auch unter dem Lichtmikroskop nicht sichtbar. Im eigentlichen Sinne sind sie keine eigenständigen Lebewesen, da sie keinen eigenen Stoffwechsel besitzen und deshalb immer auf eine Wirtszelle angewiesen sind. Um sich zu vermehren, befällt ein Virus eine Wirtszelle und schleust seine eigene Erbinformation in das Erbgut der Wirtszelle ein. Vermehrt sich diese Wirtszelle durch Teilung, so vermehrt sich automatisch auch das Virus.

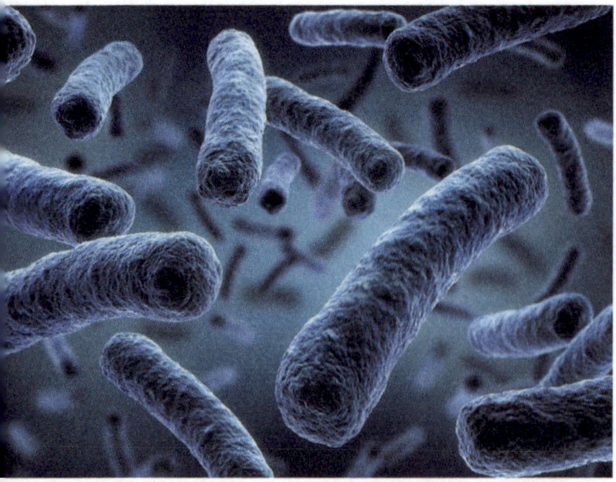

Bakterien sind mikroskopisch kleine Lebewesen, die man mit dem bloßen Auge nicht sehen kann. Sie bestehen aus einer Zelle mit eigenem Stoffwechsel.

Häufig ist den Patienten gar nicht bewusst, wie wichtig es ist, zu erkennen, ob eine Krankheit durch Bakterien oder durch Viren ausgelöst wurde. Denn diese Diagnose hat einen Einfluss auf die anschließende Therapie. Die wohl effektivste Therapie

Viren sind im Gegensatz zu Bakterien keine Lebewesen. Viren können nicht eigenständig leben, weil sie keinen eigenen Stoffwechsel zur Energiegewinnung haben. Sie benötigen eine andere Zelle, eine sogenannte Wirtszelle.

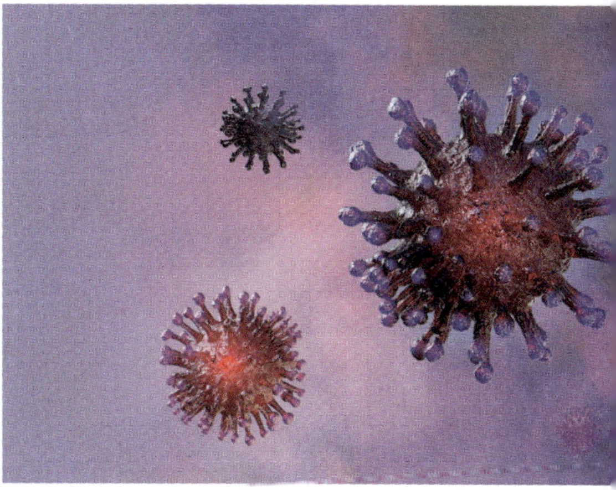

gegen Bakterien ist eine Gruppe von Medikamenten namens Antibiotika. Diese wirken – je nach Gattung des Bakteriums – auf unterschiedlichste Art und Weise. Gegen virale Infekte werden sogenannte Virostatika verabreicht. Sie verhindern das Eindringen eines Viruspartikels in die entsprechende Wirtszelle. Antibiotika und Virostatika zählen zu den verschreibungspflichtigen Medikamenten und müssen in jedem Fall von einem Arzt verordnet werden, da diese auch starke Nebenwirkungen mit sich bringen können. Sprechen Sie mit Ihrem Arzt einmal über das Thema Impfungen. Denn es gibt Impfungen sowohl gegen Bakterien (zum Beispiel Typhus, Diphterie, Tetanus, Pneumokokken) als auch gegen Viren, zum Beispiel FSME (Hirnhautentzündung, welche durch Zecken übertragen wird), Hepatitis A und B, Influenza, MMR (Masern, Mumps, Röteln), Polio (Kinderlähmung).

BAKTERIEN

Bakterien sind kleinste Organismen, sie gehören zu den sogenannten Prokaryoten. Diese besitzen im Gegensatz zu den Eukaryoten keinen Zellkern. Ihre DNA liegt also nicht dicht verpackt und geschützt in einem Kern, sondern kommt frei im Zytoplasma der Zelle vor. Bakterien können in verschiedenen Formen vorkommen: kugelförmig, zylinderförmig, in Form eines Korkenziehers oder in spiraler Form.

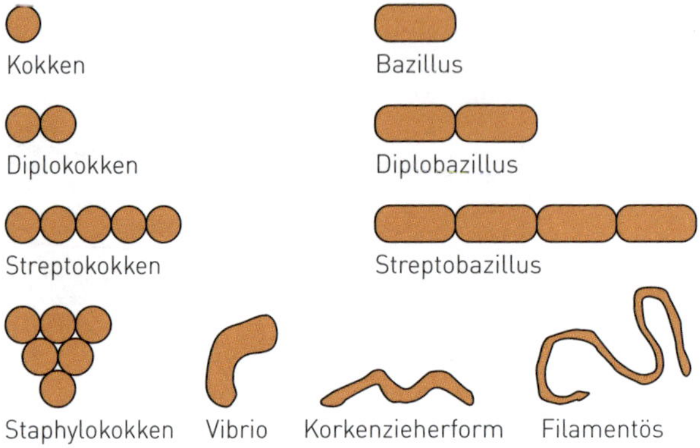

Bakterien lassen sich anhand ihrer Form unterscheiden.

Die Größe eines Bakteriums ist je nach Gattung sehr unterschiedlich. Sie variieren zwischen 0,1 bis 700 Mikrogramm. Bakterien vermehren sich durch Zellteilung und können so ihre Gene weitergeben. Sie kommen sowohl in freier Natur als auch auf und im Menschen vor. 99 Prozent der im Menschen vorkommenden Bakterien befindet sich in unserem Darm. Der Mensch und seine Bakterien leben in einer Symbiose miteinander und haben gelernt, aufeinander achtzugeben und voneinander zu profitieren. Im Darm bilden Bakterien zusammen mit weiteren Mikroorganismen (Hefen) unsere Darmflora. Darunter versteht man eine Ansammlung verschiedener Mikroorganismen, die zusammen bestimmte Aufgaben im Körper übernehmen: Die Regulation des Immunsystems, Abwehr und Bekämpfung von pathogenen (krankheitsverursachenden) Erregern, Vitaminversorgung, Unterstützung der Verdauung, Produktion von Fettsäuren.

Auch auf unserer Haut befinden sich Bakterien, die die sogenannte Hautflora bilden. Diese schützt uns vor von außen eindringenden Krankheitserregern und ist, sofern die Haut als Barriere zur Außenwelt intakt ist, wie die Mikroorganismen im Darm für uns Menschen ungefährlich. Dennoch können Bakterien verschiedene Krankheiten verursachen. Typische Erkrankungen, die durch Bakterien verursacht werden, sind zum Beispiel eitrige Entzündungen der Haut, Lungenentzündungen oder Blasenentzündungen. Sie spielen eine Rolle bei Lebensmittelvergiftungen und verursachen oftmals Übelkeit, Erbrechen und Durchfall. Gelangen Bakterien in die Blutbahn, ins Herz oder in die Hirnhäute, entstehen schwerwiegende oder gar lebensbedrohliche Notfälle.

In mikrobiologischen Laboren können Untersuchungen durchgeführt werden, um bestimmte Bakteriengruppen nachzuweisen. Hierfür genügt je nach Fragestellung eine Blut-, Urin- oder Stuhlprobe, um die Bakterien nachzuweisen.

Mikroskopische Verfahren sind schnelle Methoden zur Untersuchung der vorhandenen Bakterien auf Größe, Form und Gestalt. Dadurch lassen sich bereits sehr schnell erste Hinweise auf die Krankheitsverursacher ableiten. Mithilfe anderer Methoden können Bakterien anschließend weiter identifiziert werden. Auch Bestandteile oder bestimmte Stoffwechselprodukte wie Toxine (Giftstoffe) lassen sich im Labor nachweisen. Ein weitverbreitetes Problem im mikrobiologischen Labor ist, dass die Menge an zu untersuchenden Bakterien in der Probe sehr gering ist. Um dieses Problem zu umgehen und um genügend Material für die Untersuchung zu erhalten, züchten die Laboranten die Bakterien auf entsprechenden Nährböden an. Dieser Vorgang benötigt allerdings Zeit. Nach etwa 24 Stunden bei 37 Grad Celsius im Brutschrank haben sich die Bakterien vermehrt, sodass letzten Endes genügend Material für weitere Untersuchungen zur Verfügung steht.

Eine genaue Diagnostik ist sehr wichtig, um das Krankheitsgeschehen genauer zu beurteilen und die richtige Therapie anwenden zu können. Wird eine Infektion durch Bakterien ausgelöst, so können die meisten Bakterien mit einer Gruppe von Medikamenten, den Antibiotika, behandelt werden. Antibiotika wirken auf unterschiedliche Art und Weise auf die Bakterien. Penicilline zum Beispiel töten Bakterien, indem sie die Vermehrung der Bakterien verhindern. Andere Gruppen von Antibiotika dagegen greifen die Zellwände oder die Fortbewegungsmöglichkeiten der Bakterien an und zerstören diese. Um die Wirksamkeit dieser Antibiotika so effektiv wie nur möglich zu halten, ist es wichtig, im Vorfeld die krankheitsverursachenden Bakterien genauestens zu identifizieren. Leider werden Antibiotika oftmals zu leichtfertig und ohne vorherige Prüfung auf Wirksamkeit im Labor verschrieben. Im schlimmsten Fall ist das Bakterium fähig, Resistenzen gegenüber den verabreichten Antibiotika zu entwickeln. Sicherlich haben Sie schon einmal von antibiotikaresistenten Bakterien wie MRSA oder ESBL gehört. Diese Bakterien können nicht mit gewöhnlichen Antibiotika behandelt werden. Die Weltgesundheitsorganisation warnte schon mehrmals, dass verschiedene Bakterienarten Resistenzen gegen häufig eingesetzte Antibiotika bilden. Bis heute wird darüber unter Medizinern und Gesundheitsbehörden diskutiert.

Doch wie behandelt man antibiotikaresistente Bakterien? Hier greifen die Ärzte auf sogenannte Reserveantibiotika zurück. Dabei handelt es sich um Medikamente, die mit sehr strengen Regeln und nur bei einer bestimmten Indikation eingesetzt werden dürfen. Dies ist nicht nur der Fall, um zum Beispiel die weitere fortschreitende Resistenz zu verhindern, sondern auch, weil diese Art Medikamente sehr schwere Nebenwirkungen verursacht. Durch antibiotikaresistente Bakterien ist die Medizin immer wieder dazu angehalten, neue Medikamente zu erforschen und zu entwickeln.

VIREN

Im Gegensatz zu Bakterien sind Viren keine eigenständigen Lebewesen. Viren sind hochinfektiöse, umhüllte Partikel. In ihrer Hülle befindet sich die Erbinformation als DNA oder RNA. Gegenüber Bakterien sind Viren sehr viel einfacher aufgebaut.

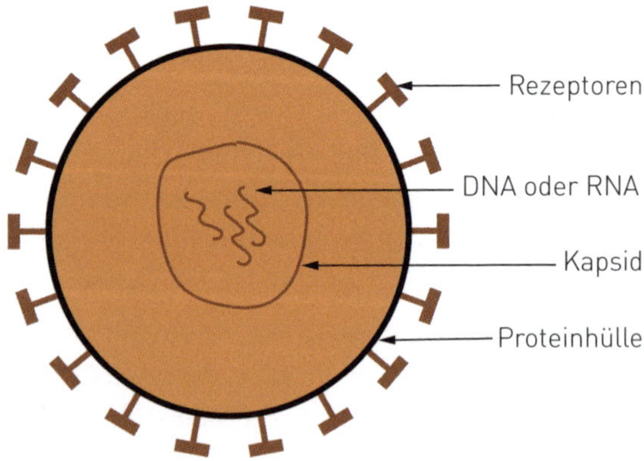

Die Abbildung zeigt den Aufbau eines Virus'.

- Rezeptoren: Sie werden für die Anbindung an die Wirtszelle benötigt
- DNA oder RNA: Genom eines Virus

- Kapsid: Der Proteinmantel um das Genom
- Proteinhülle: Die Proteinhülle stammt aus der Wirtszelle, sie ist nicht bei jedem Virus vorhanden

Viren können sich nicht selbstständig vermehren und sind somit auf eine Wirtszelle angewiesen. Diese wird von den Viren attackiert und infiltriert. Ein in eine Wirtszelle eingedrungener Viruspartikel schleust seine Erbinformation in das bestehende Genom der Wirtszelle ein. Über den gewöhnlichen Vermehrungszyklus der Wirtszelle wird das eingedrungene Virus automatisch vermehrt. Dabei geht die eigentliche Wirtszelle zugrunde, das Virus wird freigesetzt und kann andere Zellen infiltrieren.

Die meisten Viren sind deutlich kleiner als Bakterien, wodurch eine lichtmikroskopische Untersuchung zur Diagnostik nicht möglich ist. Viren besitzen weder ein Cytoplasma oder sonstige Zellorganellen und können somit keine eigenen Proteine herstellen und keine Energie für sich selbst bereitstellen. Doch ganz hilflos ist das medizinische Labor gegenüber Viren nicht. Im mikrobiologischen Labor stehen mehrere Methoden bereit, um Viren als Krankheitserreger zu identifizieren. Das wichtigste diagnostische Tool zur Identifizierung ist eine Methode namens Polymerase-Kettenreaktion (PCR). Hierbei handelt es sich um einen künstlichen Prozess zur Vervielfältigung von DNA oder RNA. Eine winzige Menge an Erbgut genügt, um mittels PCR das entsprechende Virus zu identifizieren.

Typische Krankheiten, die durch Viren verursacht werden, sind zum Beispiel Erkrankungen der Atemwege. Als bekanntes Beispiel wäre hier die echte Grippe oder Influenza zu nennen, die durch das Grippevirus verursacht wird. Auch typische Kinderkrankheiten wie Masern, Mumps, Röteln und Windpocken sind Viruserkrankungen. Das momentan bekannteste Virus, das weltweit für erhebliche Einschränkungen in der Gesellschaft sorgt, ist das Coronavirus (SARS-CoV-2). Zur schnellen Diagnostik vieler viraler Infektionen stehen heutzutage sogenannte Antikörper-Schnelltests zur Verfügung.

CORONA-ANTIKÖRPER-TESTS

Kaum ein Krankheitserreger hält die gesamte Welt so unter Kontrolle, wie es das Coronavirus SARS-CoV-2 seit Anfang des Jahres 2020 tut. Die drastischen politischen und gesundheitlichen Maßnahmen, die zur Eindämmung des Virus ergriffen wurden, werden die Welt noch lange nach der Pandemie beeinträchtigen. Angesichts der durch die Corona-Pandemie verursachten psychischen, sozialen, wirtschaftlichen, zivilgesellschaftlichen und politischen Probleme muss die rasche Eindämmung der Ausbreitung der Pandemie auch weiterhin höchste Priorität haben. Auch wenn dies für uns Bürger bedeutet, das wirtschaftliche und gesellschaftliche Leben auf weitere Wochen oder gar Monate hin einzuschränken.

Jedoch wird es auch wieder ein Leben nach der Corona-Pandemie geben. Voraussetzung hierfür ist, dass sich die Zahlen der Neuinfizierten auf einem niedrigen Niveau stabilisieren und das Gesundheitssystem nicht überlastet wird. Neben aufwendigen und teuren Laboruntersuchungen bieten mittlerweile einige Anbieter im Internet sogenannte Corona-Antikörper-Schnelltests für zu Hause an. Anhand dieser Selbsttests soll festgestellt werden, ob man bereits von dem Virus befallen wurde oder nicht. Bei Kontakt mit dem Virus oder bei durchgemachter Erkrankung geht man nach aktuellem Wissensstand davon aus, dass der Körper Antikörper gegen das neuartige Coronavirus bildet. Dies macht sich der Selbsttest zunutze. Ein einziger Blutstropfen genügt, und innerhalb weniger Minuten lässt sich das Ergebnis im Testsystem ablesen. Jedoch gilt auch hier erst einmal Vorsicht. Nach aktuellem Wissensstand bildet der Körper erst 10 bis 14 Tage nach Kontakt mit dem Virus diese Antikörper. Ein negativer Antikörper-Schnelltest bedeutet also nicht automatisch, dass kein Kontakt mit dem Virus stattgefunden hat. Im Gegenteil. Es besteht die Gefahr, dass sich Menschen bei einem negativen Testergebnis in falscher Sicherheit wiegen und die zur Eindämmung des Virus wichtigen Hygienemaßnahmen wie zum Beispiel häufiges Händewaschen oder Abstandhalten vernachlässigen.

Aktuell ist es nach der Medizinprodukte-Abgabeverordnung untersagt, diese SARS-CoV-2-Antikörpertests für den Privatgebrauch in Apotheken abzugeben. Dies liegt zum einen daran, dass die Antikörpertests auch zu falsch positiven Ergebnissen führen können. Coronaviren gibt es schon seit vielen Jahren und der Mensch hat gelernt, mit diesen Viren zu leben. Einige wenige dieser bereits bekannten Coronaviren treten hin und wieder in der alljährlichen Grippesaison auf und verursachen gewöhnliche Erkältungen mit grippeähnlichen Symptomen. Auch bei Kontakt mit diesen »normalen« Coronaviren werden also Antikörper gebildet. Der SARS-CoV-2-Antikörpertest ist momentan nicht in der Lage, zwischen den verschiedenen Antikörpern zu unterscheiden. Ein positives Testergebnis muss also nicht zwingend auf das neuartige SARS-CoV-2-Virus zurückzuführen sein.

Auch das Paul-Ehrlich-Institut warnt aktuell vor unseriösen Anbietern solcher Corona-Antikörper-Tests. Laut geltenden EU-Vorschriften können Hersteller solcher Tests diese gegenwärtig selbst zertifizieren und ohne ausreichende Überprüfung und Validierung auf den Markt bringen. Nach derzeitigem Wissensstand ist es also nicht empfehlenswert, solche Corona-Antikörper-Tests für zu Hause im Internet zu kaufen. Sollten Sie an entsprechenden Symptomen leiden, kontaktieren Sie Ihren behandelnden Arzt oder Therapeuten. Dieser wird entscheiden, welches Testverfahren sinnvoll ist.

Corona-PCR-Test

Der sichere Weg, eine Coronavirus-Infektion nachzuweisen, ist mittels einer Methode namens Polymerase-Kettenreaktion (PCR). Bei diesem Testverfahren wird das Erbgut des Erregers künstlich vervielfältigt. Die Polymerase-Kettenreaktion läuft in drei verschiedenen komplizierten Einzelschritten ab. In einem ersten Schritt wird mittels Hitze das Erbgut in Einzelstücke aufgespalten. Anschließend werden in einem zweiten und dritten Schritt kleine künstliche Erbgutstücke zur analysierenden Probe hinzugegeben, welche das Erbgut vervollständigen und kopieren. Am Ende eines solchen Zyklus sind aus einem Erbgutstrang zwei identische Erbgutstränge geworden. Dieser Zyklus wird nun bis zu 40-mal wiederholt, wobei es jedes Mal zur Verdopplung

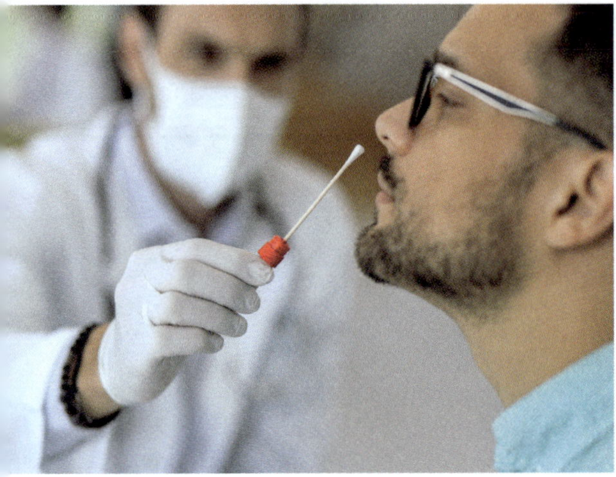

Für den PCR-Test muss ein Nasenabstrich genommen werden.

des Erbguts kommt, sodass am Ende des PCR-Verfahrens eine millionenfache Anreicherung des viralen Erbguts steht. Dieses Testverfahren eignet sich ideal, um selbst kleinste Erbgutspuren nachzuweisen. Ist der PCR-Test auf das Coronavirus positiv, so liegt höchstwahrscheinlich eine Infektion mit dem Virus vor. Nach aktuellem Wissenstand gilt der Corona-PCR-Test als das sicherste Verfahren, um eine Infektion mit dem Virus nachzuweisen. Als Probenmaterial zur Untersuchung hat sich ein Abstrich aus dem Nasen- oder Rachenraum bewährt. Hierbei wird ein Abstrichröhrchen tief in die Nase eingeführt. Dies ist für die meisten Menschen kurz unangenehm oder verursacht einen leichten Würgereiz. Dies ist jedoch notwendig, denn wird das Material nicht am korrekten Ort entnommen, riskiert man ein falsch negatives Ergebnis, obwohl eine Infektion vorliegen könnte. Wichtig zu wissen ist auch, dass der Corona-PCR-Test lediglich eine Momentaufnahme darstellt. Das PCR-Testergebnis spiegelt nur die aktuelle Infektionslage zum Entnahmezeitpunkt des Abstriches wider.

Der Corona-Antigen-Schnelltest

Als Alternative zu den PCR-Tests bieten bereits einige Hersteller sogenannte Antigen-Schnelltests an. Hierbei wird nicht das Erbmaterial des Virus, sondern es werden bestimmte Oberflächenmerkmale des SARS-CoV-2-Erregers nachgewiesen. Diese Schnelltests werden auch als Kartuschen-Tests bezeichnet und können für jedermann mittlerweile über einschlägige Lebensmittelkonzerne bezogen werden. Das Testprinzip ähnelt dem eines

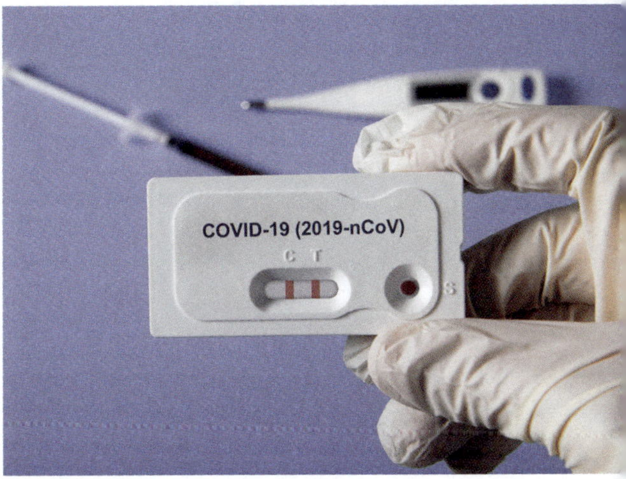

Schnelltests sind zwar nicht ganz so zuverlässig wie PCR-Tests, aber deutlich schneller.

herkömmlichen Schwangerschaftstests. Ein Tupferstäbchen wird in ein Nasenloch eingeführt, bis man damit die hintere Nasenwand erreicht. Das Tupferstäbchen wird anschließend mit der im Testkit beigefügten Flüssigkeit vermischt und auf die Kartusche aufgetragen. In dieser befindet sich ein Testfeld, welches nach dem Auftragen der Probe und kurzem Einwirken das Ergebnis positiv oder negativ anzeigt.

Ein klarer Vorteil gegenüber dem aufwendigeren und kostspieligeren PCR-Verfahren ist die Schnelligkeit eines solchen Antigen-Schnelltests. Je nach Hersteller liegt ein Ergebnis bereits nach etwa 15 Minuten vor. Jedoch schließt ein negatives Testergebnis eine SARS-CoV-2-Infektion nicht gänzlich aus. Ein Antigen-Schnelltest-Ergebnis stellt nur eine Momentaufnahme für den Tag dar. Gerade wenn der Test zu einem sehr frühen Zeitpunkt der Infektion gemacht wird, kann der Antigen-Schnelltest ein negatives Ergebnis anzeigen. Dieser Schnelltest ist insofern hilfreich, dass positiv getestete Personen sich in Isolation begeben, um somit eine weitere Ansteckung zu vermeiden. Generell gilt, dass ein positives Schnelltest-Ergebnis durch einen genaueren und empfindlicheren PCR-Test bestätigt werden muss.

13 UNTERSUCHUNGEN FÜR ZU HAUSE

In der heutigen Welt, in der alles möglichst schnell gehen soll, empfinden die meisten Menschen einen Arztbesuch als zeitaufwendig und stressig. Man muss erst einen Termin vereinbaren, eventuell wartet man mehrere Wochen darauf, dann muss man sich auf den Weg in die Praxis machen, muss dort auch noch etliche Zeit im Wartezimmer verbringen, bis man letzten Endes den Arzt für wenige Minuten zu Gesicht bekommt. Verständlich, dass man hierbei nach alternativen Möglichkeiten sucht, um dies zu umgehen. Aber welche Alternativen stehen zur Verfügung? Ganz klar, an erster Stelle das Internet. Schnell die vorhandenen Symptome und Beschwerden in die Suchleiste des Internetbrowsers eingeben und innerhalb weniger Sekunden werden einem Hunderte mögliche Krankheitsursachen als Treffer angezeigt. Dass dies nicht sinnvoll ist, sollte jedem von uns klar sein, denn eine Internetrecherche ersetzt bei Weitem keinen Arztbesuch und kann im schlimmsten Fall sogar tödlich enden, wenn Symptome nicht richtig interpretiert und anschließend falsch selbst behandelt werden.

Gesundheitsprävention, also alle Maßnahmen, um Risiken für Krankheiten zu verhindern und zu vermeiden, ist in aller Munde und beherrscht die Schlagzeilen des 21. Jahrhunderts. Regale in Apotheken oder Drogeriemärkten sind voller sogenannter Selbsttests für zu Hause. Tests, die mit nur einer winzigen Menge Blut, Urin, Stuhl oder Speichel ganz einfach von jedem von uns zu Hause durchzuführen sind. Allerdings muss an dieser Stelle nochmals betont werden, dass diese Selbsttests keinen Arzt oder Therapeuten ersetzen und nur als grobe Orientierung zur Überprüfung Ihres aktuellen Gesundheitszustands dienen. Wenn Sie sich für solch einen Test entscheiden und ein positives oder auffälliges Ergebnis erhalten, lassen Sie dies bitte von einem Arzt oder Therapeuten überprüfen.

WAS SIND GESUNDHEITSSELBSTTESTS UND WELCHE GIBT ES?

Generell dienen sogenannte Gesundheitsselbsttests einem Zweck. Sie sollen Ihren aktuellen Gesundheitszustand oder den aktuellen Versorgungszustand Ihres Körpers überprüfen und dabei den lästigen Gang zum Arzt ersetzen. Die Packung öffnen, die Packungsbeilage studieren, wenige Tropfen Blut, Urin oder sonstige Körperflüssigkeiten in das Testsystem tröpfeln und innerhalb weniger Minuten erscheint das Ergebnis. Und das alles, ohne die Wohnung verlassen zu müssen. Das klingt doch alles erst einmal interessant. Doch leider gibt es unter den angebotenen Selbsttests etliche schwarze Schafe, die genau den gegenteiligen Zweck bewirken: nämlich Unsicherheit bei den Patienten auszulösen und Ihnen mit falschen Versprechungen noch mehr Geld aus der Tasche zu ziehen. So gibt es Anbieter, die gezielt Selbsttests für zu Hause anbieten. Das erhaltene Ergebnis wird online registriert, und kurze Zeit später meldet sich bei Ihnen ein vermeintlicher Therapeut, der Ihnen teure Produkte verkaufen möchte, damit Ihre Symptome gelindert werden. Dies ist natürlich reine Abzocke. Doch es gibt auch vertrauenswürdige und sinnvolle Tests, die jeder von Ihnen zu Hause durchführen kann. Prinzipiell lässt sich sagen, dass alle Tests, die in Drogeriemärkten und Apotheken angeboten werden, eine gute bis sehr gute Qualität aufweisen, denn diese Tests wurden bereits vom Hersteller geprüft, validiert und zertifiziert. Auch im Internet kann man gute Selbsttests finden. Hierbei ist allerdings besonders wichtig, dass der Anbieter entsprechende Zertifizierungen und Qualitätssiegel vorweisen kann. Versucht ein Anbieter, Ihnen penetrant etwas zu verkaufen, was Sie nicht haben möchten, sollten Sie besser die Finger von diesem Produkt lassen.

BLUTGERINNUNG

Wie bereits im Kapitel Blutgerinnung genauer erklärt, gibt es verschiedene Laborparameter, die die Funktion Ihrer Blutgerinnung feststellen können. Für manche Personengruppen ist es sinnvoll, die Blutgerinnung zu Hause im Auge zu behalten. Gerinnungsmessgeräte werden standardmäßig bei vorerkrankten Patienten eingesetzt. Hierbei handelt es sich um Menschen mit einer künstlichen Herzklappe, Menschen, die unter einer Gerinnungsstörung leiden, oder um Menschen, die aufgrund einer Vorerkrankung gerinnungshemmende Medikamente einnehmen müssen. Mit einem einfachen Stich in die Fingerbeere (innenliegende Seite der Fingerkuppe) und der anschließenden Analyse lassen sich relativ einfach und schnell der Quick-Wert beziehungsweise der INR-Wert oder in manchen Fällen sogar der PTT-Wert bestimmen, um Informationen über den aktuellen Zustand der Blutgerinnung zu erhalten. Dieses Messgerät erhalten Sie in jeder Apotheke oder online.

GLUCOSE IM BLUT (BLUTZUCKER)

Wenn Sie an Symptomen wie Müdigkeit, häufigem Harndrang und starkem Durstgefühl leiden, dann wäre es eine Überlegung wert, einen »Blutzuckertest« durchzuführen. Denn es besteht ein Verdacht auf Diabetes mellitus. Besonders wichtig für diesen Test ist, dass Sie bei der Durchführung des Tests nüchtern sind. Sie sollten vor der Durchführung des Tests mindestens acht Stunden zuvor nichts gegessen haben. Wie bei dem Blutgerinnungsselbsttest benötigen

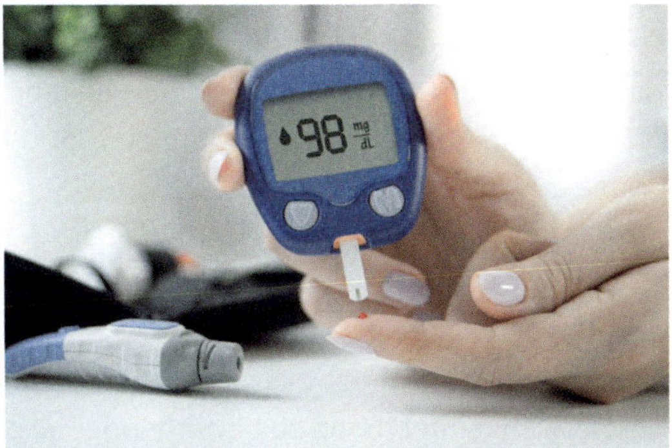

Bei Diabetes mellitus sind regelmäßige Blutzuckertests unerlässlich.

Sie ein Messgerät, das in der Apotheke, Drogerie oder online bezogen werden kann. Einige Apotheken bieten auch einen Testservice an. Man kann sich direkt vor Ort den Blutzuckerspiegel testen lassen. Hierfür wird mit einer Einmallanzette die Fingerbeere punktiert und der austretende Blutstropfen mittels eines handyähnlichen Messgeräts analysiert. Nach etwa 15 Sekunden erhält man das Ergebnis. Für gewöhnlich tragen alle Diabetiker ein solches Gerät bei sich, um entsprechende Insulindosen anzupassen.

DER ORALE GLUCOSE-TOLERANZ-TEST (OGTT)

Der orale Glucose-Toleranz-Test (oGTT) ist ebenfalls ein Test, den der Arzt zur Beurteilung des Glucosestoffwechsels heranzieht und der zur Festigung der Diagnose »Diabetes« dient. Dieser Test wird veranlasst, wenn aufgrund kontinuierlich erhöhter Blutzuckerwerte der Verdacht einer Diabeteserkrankung besteht. Ebenfalls wird dieser Test routinemäßig durchgeführt, um Schwangerschaftsdiabetes auszuschließen. Zu Beginn des Tests wird der Blutzuckerwert des nüchternen Patienten bestimmt. Anschließend bekommt er eine stark zuckerhaltige Lösung zu trinken. Im Abstand von 30 Minuten wird erneut der Blutzuckerspiegel bestimmt; die letzte Messung erfolgt zwei Stunden nach der Einnahme der Zuckerlösung. Die einzelnen gemessenen Werte werden mit dem nüchternen Blutzuckerspiegel verglichen. Anhand dieser Werte lässt sich nun errechnen, wie der Körper die aufgenommene Zuckerlösung verwertet hat. Für gewöhnlich wird dieser Test in der Arztpraxis durchgeführt. Da dieser Test mindestens zwei Stunden Ihrer Zeit in Anspruch nimmt, gibt es bereits Anbieter, die es ermöglichen, den Test von zu Hause aus durchzuführen.

GLUCOSE IM URIN

Die wohl am einfachsten zu gewinnende Körperflüssigkeit ist Urin. Auch eine Urinuntersuchung kann zur Diagnostik von Diabetes herangezogen werden. Für gewöhnlich enthält der Urin keinen Zucker (Glucose). Sollte jedoch eine

Nierenstörung vorliegen, wie dies bei einer Diabeteserkrankung der Fall ist, kann der Zucker in den Urin übergehen. In diesem Fall lässt sich dies mit einem einfachen Teststreifen überprüfen. Spezielle Urinteststreifen ermöglichen eine schnelle Aussage. Hierfür taucht man den Teststreifen für kurze Zeit in die Urinprobe ein und wartet anschließend einige Minuten. Sobald die Testzeit abgelaufen ist, vergleicht man das Testfeld mit der mitgelieferten Farbskala. Hat sich das Testfeld verfärbt, enthält der Urin Glucose. Allerdings ist ein positiver Glucose-Urinstreifen allein noch kein Beweis für vorliegende Diabetes. Ernährungsgewohnheiten und andere harmlose Erkrankungen können ebenfalls dafür sorgen, dass Glucose in den Urin gelangt.

CHOLESTERINTEST

Es gibt auch Tests für zu Hause, die Auskünfte über den Cholesterinspiegel zulassen. Wie bei den meisten Tests genügt ein kleiner Blutstropfen aus der Fingerbeere, der auf das entsprechende Testfeld verteilt wird. Über eine physikalische Kraft, die sogenannte Kapillarwirkung, wird der Blutstropfen automatisch über das Testfeld gesaugt. Nach kurzer Zeit verfärbt es sich entsprechend dem Cholesterinspiegel im Blut. Anhand einer mitgelieferten Farbskala kann das Testfeld mit der Farbskala verglichen und so auf den im Blut vorhandenen Cholesterinspiegel bezogen werden. Bei Farbtests ist es besonders wichtig, sich ganz genau an die vom Hersteller angegebene Zeit zu halten, denn mit der Zeit verändern sich die Farben weiter und das Ergebnis kann nicht mehr verwertet werden. Auch muss bei solch einem Cholesterintest darauf hingewiesen werden, dass er lediglich den Gesamtcholesterinspiegel angibt. Der Test unterscheidet also nicht zwischen LDL- und HDL-Cholesterin (siehe Seite 213).

EISENMANGEL

Dieser Selbsttest basiert auf der Bestimmung des Ferritins im Blut. Es wird also nicht das Eisen, sondern das Ferritin, die Speicherform des Eisens, bestimmt. Bei solch einem Testkit wird gleich ein komplettes Labor in Miniformat mitgeliefert. Mit einer Einmallanzette punktiert man die Fingerbeere. Die austretenden Blutstropfen werden mit einer kleinen mitgelieferten Pipette aufgesaugt und in das Testsystem überführt. In diesem Fall ist dies eine kleine Testkartusche. Nun gibt man nach Anleitung und Hersteller verschiedene Testreagenzien hinzu und lässt dieses Blut-Reagenz-Gemisch einige Minuten im Testsystem inkubieren. Anschließend kann der Test ausgewertet werden. Auch ist hier zu erwähnen, dass der Test nicht aussagekräftig ist, wenn im Körper diverse Tumor- oder Lebererkrankungen sowie entzündliche Prozesse ablaufen.

EISPRUNG

Ein Selbsttest muss nicht immer viel Geld kosten. Mithilfe eines Fieberthermometers lassen sich viele Körperfunktionen untersuchen, so zum Beispiel der Zeitpunkt des Eisprungs. Viele Frauen, die schwanger werden möchten, haben zwei Möglichkeiten: Sie können sich auf ihr Glück verlassen oder aber den Zeitpunkt ihres Eisprungs bestimmen. Ein relativ aufwendiger und zeitintensiver Test zur Bestimmung des Eisprungs ist die Temperaturmethode. Während des weiblichen Zyklus ändert sich die Körpertemperatur. Die Ursache dafür sind Veränderungen des Hormonhaushalts. Vor allem das Gelbkörperhormon und das Progesteron ändern während der zweiten Zyklushälfte ihre Konzentration, was einen Einfluss auf die Körpertemperatur hat. Diese winzigen Temperaturschwankungen kann man sich zunutze machen. Mit einem Thermometer sollte möglichst zur selben Zeit über mehrere Monate hinweg täglich die Körpertemperatur bestimmt werden. Diese Messwerte trägt man in ein Temperaturdiagramm ein und erhält somit eine Temperaturkurve. Leider geht die Erhöhung der Körpertemperatur nicht gleichzeitig mit dem Eisprung einher. Dieser findet in der Regel etwa ein bis zwei Tage früher statt. Hat man nun einen Temperaturverlauf aufgezeichnet, so lässt sich der Zeitpunkt des Eisprungs ablesen, indem man etwa ein bis zwei Tage vor Anstieg der Temperatur anrechnet. Wichtig bei dieser Methode ist, dass die Temperatur immer zur gleichen Zeit (meist morgens nach dem Aufstehen) und immer an derselben Stelle gemessen wird. Da diese Methode sehr zeitaufwendig und langwierig ist, muss berücksichtigt werden, dass auch Schlafmangel, übermäßiger Alkoholkonsum oder Infekte Auswirkungen auf die Körpertemperatur haben.

Neben der Körpertemperaturmessung gibt es noch die sogenannte Billings- oder auch Schleimmethode. Während des Eisprungs verändert sich nicht nur die Körpertemperatur, sondern auch die Konsistenz der Gebärmutterabsonderungen. Drüsen, die sich innerhalb der Gebärmutter befinden, produzieren während des Zyklus Schleim. Dieser verändert während der Zyklusphasen seine Farbe und Konsistenz. Anhand dieser Veränderungen lassen sich Rückschlüsse auf den genauen Zeitpunkt des Eisprunges ziehen. Hierfür stehen Tabellen und Abbildungen zur Interpretation dieser Veränderungen frei im Internet zur Verfügung. Zu guter Letzt bieten Apotheken und Drogerien auch sogenannte Kartuschen-Tests zur Bestimmung des Eisprungs an. Dieser funktioniert nach demselben Prinzip wie ein Schwangerschaftstest. Ein paar Tropfen Urin genügen und innerhalb kürzester Zeit liegt das Ergebnis vor. Der Test beruht auf dem Nachweis des Hormons LH. LH ist die Abkürzung für luteinisierendes Hormon (siehe Seite 162). Für gewöhnlich steigt der LH-Spiegel kurz vor dem Eisprung an und kann mit besagtem Test ganz einfach zu Hause bestimmt werden.

SCHWANGERSCHAFTSTEST

Sicherlich ist der Schwangerschaftstest der wohl bekannteste Schnelltest, den man zu Hause durchführen kann. Es gibt unzählige verschiedene Anbieter, jedoch basieren alle Schwangerschaftstests auf demselben

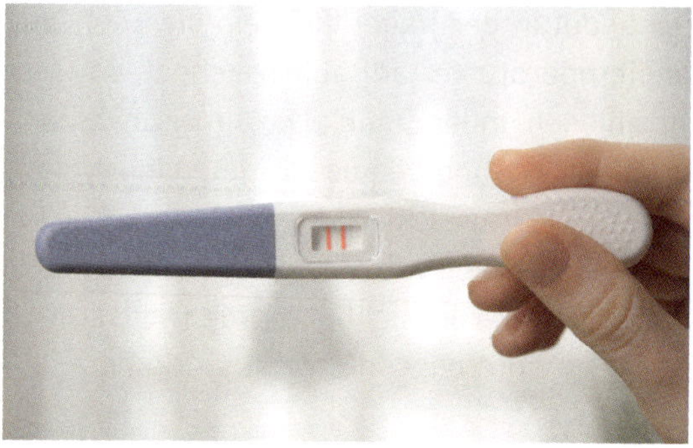

Schwangerschaftstests lassen sich ganz einfach zu Hause durchführen.

Prinzip: dem Nachweis des Schwangerschaftshormons ß-hCG (humanes Choriogonadotropin). Dieses Hormon wird nur während der Schwangerschaft gebildet und lässt sich einfach mittels Urintest nachweisen. Gewöhnlich kann diese Art des Tests schon ab dem ersten Tag nach Ausbleiben der Periode zuverlässig angewandt werden. Einige Anbieter werben damit, zuverlässige Ergebnisse in einem noch früheren Stadium zu erzielen, jedoch weisen diese extremen Frühtests eine hohe Fehlerquote auf. In der Testkartusche sind zwei Sichtfenster angebracht: ein Kontroll- und ein Testfenster. Nachdem das Testsystem nach Herstellerangaben befüllt wurde, lässt sich je nach Art des Tests eine gefärbte Linie oder ein Plus-/Minuszeichen im System ablesen. Neuere Test verfügen über eine digitale Anzeige, worauf nach der Einwirkzeit entweder »schwanger« oder »nicht schwanger« erscheint.

NIERENFUNKTION

Schätzungsweise leidet etwa zehn Prozent der westlichen Bevölkerung an einer Nierenschwäche. Viele dieser Erkrankungen verlaufen schleichend und verursachen keinerlei Symptome. Nierenerkrankungen bleiben jedoch häufig lange unerkannt, weil die Niere erst sehr spät oder in manchen Fällen auch gar keine Schmerzen verursacht. Aus nicht unbedingt dramatischen Krankheitssymptomen können ernsthafte Gesundheitsrisiken entstehen, welche die Notwendigkeit einer Dialyse oder gar eine Nierentransplantation nach sich ziehen. Selbst Nierenkrebs kann deshalb so lange unentdeckt bleiben, bis der Nierentumor inoperabel und nicht mehr heilbar ist. Generell gilt: Je früher eine Nierenschädigung erkannt wird, desto besser sind die Heilungschancen. Sollten Sie das Gefühl haben, dass mit Ihren Nieren etwas nicht in Ordnung ist, sollten Sie dies immer von einem Arzt abklären lassen. Ein Nierentest für zu Hause hilft Ihnen, unentdeckte Nierenerkrankungen zu erkennen. Dieser Test dient zum Nachweis von Kreatinin und Eiweiß im Urin. Ein paar Tropfen Urin genügen für diesen Test. Ist einer der getesteten Werte auffällig, sollten diese trotzdem von einem Arzt bestätigt und abgeklärt werden. Auffällige Werte müssen jedoch nicht zwingend auf eine Nierenschädigung hindeuten. Auch bei Bluthochdruck, Diabetes, Harnwegsinfektionen oder anderen chronisch-entzündlichen Erkrankungen können diese Werte beim Schnelltest erhöht sein.

LUNGENFUNKTION

Der Lungenfunktionstest (kurz: LuFu) ist die wichtigste Untersuchungsmethode zur Feststellung einer beginnenden oder bereits vorliegenden Lungenerkrankung. Genauer gesagt bedient sich der Selbsttest einer Methode namens »Spirometrie«, umgangssprachlich »kleiner Lungenfunktionstest« genannt. Hierbei wird das Lungen- und Atemvolumen gemessen, mithilfe dessen der Arzt oder Therapeut beurteilen kann, ob eine Einschränkung der Lungenfunktion vorliegt. Um diese zu überprüfen, benötigt man ein kleines Testgerät, welches man sich in Apotheken besorgen kann. Drei Kammern, die jeweils einen Ball beinhalten, sind mit einem Plastikschlauch verbunden. In diesen Schlauch pustet man langsam

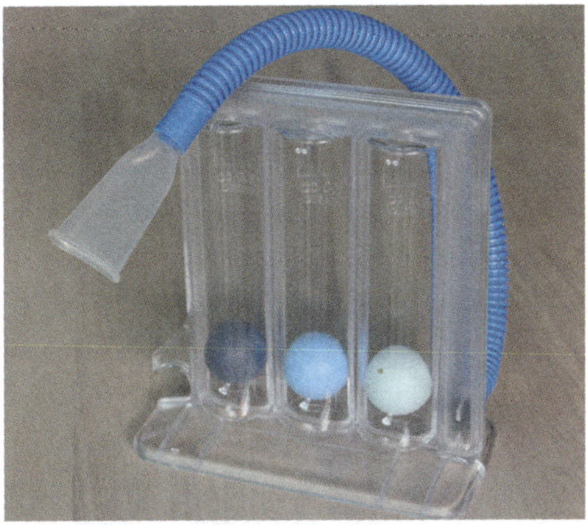

Beim Lungenfunktionstest wird das Lungen- und Atemvolumen gemessen.

und gleichmäßig hinein. Die abgeatmete Luft wird durch die Kammern geleitet und bringt die darin enthaltenen Bälle zum Schweben. Je nachdem, ob und wie lange Sie es schaffen, diese Bälle in der Luft zu halten, lassen sich Rückschlüsse auf die Leistungsfähigkeit Ihrer Lunge schließen. Dieser Test lässt sich schnell, schmerzlos und ohne Nebenwirkungen durchführen. Für gewöhnlich wird er von Sportlern zur Bestimmung der Leistungsfähigkeit der Lunge, aber auch bei Verdacht auf Erkrankungen von Herz, Lunge, Atemmuskulatur oder unmittelbar vor Operationen durchgeführt.

SPEICHELTEST FÜR ZU HAUSE

Neben Blut und Urin stehen im diagnostischen Labor auch noch andere Körperflüssigkeiten zur Untersuchung zur Verfügung. Speichel eignet sich ideal für Hormonbestimmungen. Auch die im Speichel enthaltenen Zellen, die DNS enthalten, können für genetische Untersuchungen herangezogen werden. Diese Speicheltests haben jedoch einen Nachteil: die Untersuchung ist sehr aufwendig und benötigt für gewöhnlich eine Weiterverarbeitung im Labor. Verschiedene Hersteller bieten an, die entsprechenden Röhrchen nach Hause zu senden, wo Sie in Ruhe (manchmal auch zu bestimmten Uhrzeiten) die Probenröhrchen befüllen können. Anschließend senden Sie die Proben per Post einem Labor zu, das die eigentliche Analyse durchführt. Nach wenigen Tagen erhalten Sie Ihre Ergebnisse per Post oder Mail zugesandt. Hormonspeicheltests geben Aufschluss über den Hormonhaushalt im Körper. Sie sind sozusagen die

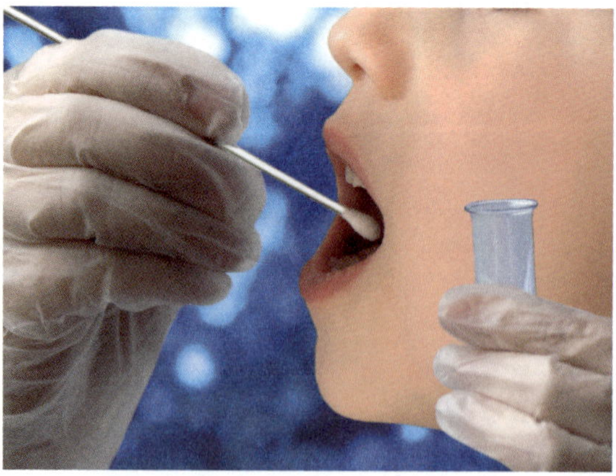

Speichel eignet sich besonders für Hormonbestimmungen.

Botschafter des Körpers. Gerät ihr Verhältnis durcheinander, kann dies das Organgleichgewicht stören. Symptome einer hormonellen Schieflage können von Müdigkeit über Stimmungsschwankungen bis hin zu Lustlosigkeit oder gar Depressionen reichen. Doch wie bei allen Selbsttests gilt: Solch ein Test ersetzt keinen Arztbesuch. Auffällige Ergebnisse sollten immer mit einem Arzt oder Therapeuten besprochen werden.

BLUT IM STUHL

Der sogenannte Hämoccult-Test ist eine Laboruntersuchung auf verborgenes Blut im Stuhl, sprich Blut, das mit bloßem Auge nicht erkennbar ist. Verborgenes Blut – auch okkultes Blut genannt – ist im Stuhlgang ein Indikator für eine Blutung im Darm. Frisches Blut im Stuhl, an der roten Farbe zu erkennen, deutet auf eher harmlosere und oberflächlichere Verletzungen des Darms wie beispielsweise Hämorrhoiden oder Verletzungen des Analkanals hin. Wird mit dem Hämoccult-Test hingegen verborgenes Blut nachgewiesen, sollte ein Arzt aufgesucht werden. Ein positiver Test muss nicht zwingend etwas Schlechtes bedeuten, sollte jedoch weiter von einem Fachmann untersucht werden. Entzündungen im Darm können den Test positiv erscheinen lassen, jedoch könnte dies auch auf eine schwerwiegendere Erkrankung wie zum Beispiel Darmkrebs hinweisen. An drei aufeinanderfolgenden Tagen werden Stuhlproben gesammelt und die vorgegebenen Testfelder befüllt. Anschließend wird der Test an den Hausarzt oder ein medizinisches Labor zur Auswertung geschickt. Mit einem speziellen Reagenz wird im Labor der rote Blutfarbstoff Hämoglobin nachgewiesen. Nach Zugabe des Reagenzes stellt sich im positiven Fall eine Blaufärbung um das Testfeld herum ein. Positive Testergebnisse sollten immer weiter abgeklärt werden, denn auch die Einnahme von Vitamin C, Eisen, Alkohol und diverse Medikamente können das Ergebnis positiv ausfallen lassen. Ein Arzt wird weitere Untersuchungen wie eine eventuelle Darmspiegelung veranlassen.

URINSTICK

Mit einem Urinteststreifen, auch »Urinstick« genannt, lassen sich im Urin Stoffe nachweisen, die beim Stoffwechsel anfallen und die der Körper nicht mehr benötigt. Dazu zählen auch giftige Substanzen wie Medikamente oder Substanzen, die mit der Nahrung aufgenommen wurden. Auch Krankheiten wie Nieren- und Harnwegsinfekte oder gar Diabetes mellitus können mit einem Urinstick nachgewiesen werden. Schon Farbe, Geruch und die Menge des ausgeschiedenen Urins können helfen zu erkennen, ob etwas nicht stimmt. So deuten eine zu geringe Menge oder dunkle Verfärbungen des ausgeschiedenen Urins auf nicht mehr korrekt funktionierende Nieren hin, wohingegen ein trüber und flockiger Urin eher auf einen vorliegenden Harnwegsinfekt und rötlich verfärbter Urin auf eine Blutung im Harnsystem hindeuten. Um Genaueres herauszufinden, ist dann eine Untersuchung mit einem Teststreifen oder im Labor erforderlich. Aber auch zu Hause kann man einen ersten Vorabtest ganz einfach durchführen. Eine Urinprobe wird in einem sauberen Becher oder Glas aufgefangen. Anschließend den Urinstick für kurze Zeit vollständig in den Urin tauchen, sodass alle Testfelder komplett mit Urin benetzt sind. Nach einer kurzen Reaktionszeit können die kleinen Testfelder mit der vom Hersteller beigefügten Farbskala verglichen werden. Je nachdem, ob und in welcher Konzentration die jeweiligen Substanzen vorliegen, verfärben sich die Felder des Teststreifens.

MASSEINHEITEN

Laborwerte ohne Einheiten sind mit einigen wenigen Ausnahmen nicht möglich. Zu jedem Wert gehört auch eine entsprechende Maßeinheit. Viele Patienten wissen allerdings kaum etwas mit den unterschiedlichen Bezeichnungen anzufangen. Hier versuchen wir Ihnen nun die wichtigsten Maßeinheiten näherzubringen und zu erklären.

Maßeinheiten für Gewichte und Massen

Abkürzung	Einheit	Umrechnung
gt	Gigatonne	1 000 000 000 Tonnen
mt	Megatonne	1 000 000 Tonnen
kt	Kilotonne	1000 Tonnen
t	Tonne	1000 Kilogramm
kg	Kilogramm	1000 Gramm
g	Gramm	
mg	Milligramm	0,001 Gramm
µg	Mikrogramm	0,001 Milligramm
ng	Nanogramm	0,001 Mikrogramm
pg	Picogramm	0,001 Nanogramm
fg	Femtogramm	0,000 000 001 Milligramm

Mengeneinheiten

Abkürzung	Einheit	Umrechnung
mol	Mol (Stoffmenge)	
mmol	Millimol	0,001 Mol
µmol	Mikromol	0,001 Millimol
nmol	Nanomol	0,001 Mikromol
pmol	Picomol	0,001 Nanomol

Flüssigkeitsmengen in Volumenangaben

Abkürzung	Einheit	Umrechnung
l	Liter	
dl	Deziliter	0,1 Liter
cl	Zentiliter	0,01 Liter
ml	Milliliter	0,001 Liter
µl	Mikroliter	0,001 Milliliter
nl	Nanoliter	0,00 001 Milliliter
pl	Picoliter	0,000 000 001 Milliliter
fl	Femtoliter	0,000 000 000 001 Milliliter

Aktivitätseinheiten

Abkürzung	Aktivitätseinheit	Umrechnung
U	Units	
IU	International Units	
I.E.	Internationale Einheiten	
mU	Milliunits	0,001 Units
U/l	Units pro Liter	
U/dl	Units pro Deziliter	
µU/l	Mikrounits pro Liter	0,000 0001 Units
IU/ml	International Units pro Liter	
mIU/l	International Milliunits pro Liter	
kU/l	Kilo-Units pro Liter	

GLOSSAR

Agammaglobulinämie: Mangel an allen Immunglobulinen

Agranulozytose: Mangel an Granulozyten der weißen Blutkörperchen

Akute Niereninsuffizienz: siehe Niereninsuffizienz

Alkoholismus: Abhängigkeit von Alkohol

Allergisches Asthma: Anfallartige Reaktion durch Kontakt mit einem Allergen, welche sich in einer Verengung der Atemwege äußert

Allergisches Kontaktekzem: Entzündung auf der Haut, allergische Reaktion

Anämie: Auch Blutarmut genannt, ist gekennzeichnet durch zu wenig Hämoglobin (roter Blutfarbstoff in den Erythrozyten) oder durch zu wenig Erythrozyten im Blut

Androgenresistenz: Genetischer Defekt

Angeborener Mangel an Gerinnungsfaktoren: Eiweiße, welche für die Blutgerinnung notwendig sind, fehlen

Angina pectoris: Brustenge, plötzlich auftretende starke Schmerzen im Brustbereich

Anorexia nervosa: Magersucht, Form einer Essstörung

Arteriosklerose: Verengung der Arterien durch Ablagerungen

Asthma: Entzündliche Erkrankung der Atemwege

Autoimmunerkrankung: Krankheit, durch die das Immunsystem versehentlich den eigenen Körper attackiert

Basedow-Krankheit: Chronisch entzündliche Schilddrüsenerkrankung

Blutbildungsstörung: Blutzellen können nicht korrekt im Knochenmark gebildet werden, wodurch auch die Funktion der jeweiligen Zellen eingeschränkt wird

Bradykardie: Langsamer Herzschlag, Herzfrequenz unter 60 pro Minute

Chronische Gastritis: anhaltende Magenschleimhautentzündung

Chronisch obstruktive Lungenerkrankung: Auch COPD genannt. Dauerhafte Entzündung der Atemwege (Bronchien)

Colitis ulcerosa: Chronisch-entzündliche Darmerkrankung des Dickdarms

Cystische Fibrose: Vererbte Stoffwechselerkrankung; siehe Mukoviszidose

Depression: Psychische Erkrankung

Diabetes mellitus: Krankhafte Störung des Zuckerhaushalts

Diabetes Typ 1: Die Bauchspeicheldrüse produziert zu wenig oder gar kein Insulin mehr

Diabetisches Koma: Lebensbedrohlicher Zustand mit Bewusstseinsverlust. Folge eines schweren Insulinmangels

Endokarditis: Herzinnenhautentzündung

Exsudative Enteropathie: Pathologischer Verlust von Proteinen im Darm

Farmer-Lunge: Anerkannte Berufskrankheit durch Inhalation von Antigenen

Gerinnungsfaktoren: Proteine, die zu bestimmten Zeitpunkten während der Blutgerinnung aktiviert beziehungsweise deaktiviert werden

Gestörte Steroidsynthese: Bildung neuer Steroidhormone funktioniert nicht korrekt

Gicht: Schmerzhafte entzündliche Erkrankung der Gelenke. Auslöser sind meist Harnsäurekristalle, welche sich in den Gelenken ablagern

Gonadeninsuffizienz: Funktionseinschränkung der Keimzellen

Goodpasture-Syndrom: Autoimmunerkrankung, wodurch Autoantikörper die Blutgefäße der Nieren und Lungen angreifen

Hämolytische Anämie: Besondere Form einer Blutarmut; die roten Blutkörperchen erreichen nicht ihre gewöhnliche Lebensdauer

Hämorrhagien: Erhöhte Blutungsneigung

HDL-Cholesterin: Lipoprotein mit hoher Dichte; transportiert überschüssiges Cholesterin zur Leber, wo dieses abgebaut wird.

Herzinsuffizienz: Leistungsminderung des Herzens

Herzrhythmusstörungen: Unregelmäßig auftretender Herzschlag

Hepatitis: Entzündung der Leber

Histaminintoleranz: Unverträglichkeitsreaktion des Körpers auf Histamin

Hodentorsion: Verdrehung der Hoden, wodurch die Blutzufuhr gemindert wird

Hodeninsuffizienz: Mangelhafte Funktion der Hoden

Hyperglykämie: Krankhaft vermehrte Menge an Glucose im Blut

Hyperkeratose: Übermäßige Verhornung der Haut

Hyperventilation: Gesteigerte Belüftung der Lungen

Hypogonadismus: Aufgrund einer Hormonstörung ist die Funktion der Hoden eingeschränkt

Hypertonie: Bluthochdruck

Hypotonie: Niedriger Blutdruck

Infektion: Eindringen von Mikroorganismen in den Körper, welche eine Entzündung hervorrufen

Krebs: Schnell bösartig wachsende, entartete Zellen

LDL-Cholesterin: Lipoprotein mit niedriger Dichte; zählt zu den Auslösern von Arteriosklerose und Herzinfarkten

Leaky Gut: Gestörte Barrierefunktion der Darmschleimhaut

Leberzirrhose: Dauerhaftes Zugrundegehen von Leberzellen

Leukämie: Blutkrebs, Entartung der blutbildenden Zellen

Lungenembolie: Verengung oder Verstopfung einer oder mehrere Lungenarterien durch ein Blutgerinnsel

Magersucht: Form einer Essstörung

Mangelernährung: Geringe Zufuhr von Nahrungsbestandteilen, die der Körper zum Leben benötigt

Malaria: Eine durch den Parasiten »Plasmodium« ausgelöste Fiebererkrankung

Menopause: Wechseljahre; Zeitpunkt der letzten Menstruation

Mikrobielle Fehlbesiedelung: Überwucherung und Ansiedlung falscher Bakterien im Dünndarm

Morbus Crohn: Chronisch-entzündliche Darmerkrankung, Entzündung gegenüber Colitis ulcerosa deutlich schwerwiegender

Morbus Cushing: Tumor im Schilddrüsenbereich, der sich auf die Hormonproduktion auswirkt

Monoklonale Gammopathie: Erhöhte Anzahl von Immunglobulinen allgemein

Mukoviszidose: Vererbte Stoffwechselerkrankung, welche die Lunge befällt

Multiple Sklerose: Chronisch-entzündliche neurologische Erkrankung

Myokarditis: Herzmuskelentzündung

Myokardinfarkt: Herzinfarkt; Verschluss der Herzkranzgefäße

Neurodermitis: Chronisch-entzündliche Hauterkrankung. Typische Symptome sind Hautausschlag und ein starker Juckreiz

Nesselsucht: Krankhafte Reaktion der Haut. Geht mit Hautrötung und juckenden Quaddeln einher

Nephrotisches Syndrom : Schädigung der Niere

Niereninsuffizienz: Eingeschränkte Funktion einer oder beider Nieren. Kann chronisch oder akut sein

Osteoporose: Abnahme der Knochendichte, wodurch sich das Risiko für Knochenbrüche erhöht

Ovarialinsuffizienz: Funktionseinschränkung der Eierstöcke

Ovarialtumor: Tumor der Eierstöcke

Ovulationsstörungen: Abweichungen vom gewöhnlichen weiblichen Zyklus

Pankreatitis: Entzündung der Bauspeicheldrüse

Pankreasinsuffizienz: Funktionseingeschränkte Bauchspeicheldrüse

Pfeiffersches Drüsenfieber: Auch Mononukleose genannt, ist eine Virusinfektion, die durch das Epstein-Barr-Virus ausgelöst wird

Polycythaemia Vera: Krankhafte Vermehrung aller Blutzellen

Polyzystisches Ovarialsyndrom: Häufige Hormonstörung bei Frauen

Präbiotika: Bestimmte Ballaststoffe, welche das Wachstum nützlicher Bakterien steigern

Probiotika: Lebende Mikroorganismen, die man der Nahrung zusetzen kann und die den Aufbau des Darmmikrobioms unterstützen sollen

Respiratorische Azidose: Durch die Atmung verursachte Übersäuerung des Blutes

Rheuma: Beschreibt eine Vielzahl unterschiedlicher Erkrankungen, die hauptsächlich Beschwerden am Stütz- und Bewegungsapparat verursachen

Rheumatische Erkrankungen: Zusammenspiel vieler Ursachen, die sich als Schmerzen im Bewegungsapparat äußern; siehe auch Rheuma

Schock: Lebensbedrohlicher Zustand, akuter Sauerstoffmangel im Gewebe

Serumkrankheit: Körperfremde Proteine, die in das Gefäßsystem eingebracht wurden, zum Beispiel Antiserum oder Impfserum

Sepsis: Blutvergiftung, meist durch Bakterien ausgelöst, welche in den Blutkreislauf gelangen

Sphärozytose: Auch Kugelzellanämie genannt; angeborene Form einer Anämie; beruht auf einem Strukturdefekt der Erythrozyten

Sprue: Chronischer Durchfall

Tachykardie: Herzrasen

Thrombose: Bildung eines Blutgerinnsels, welches anschließend Gefäße verstopft

Thrombozytenfunktionsstörung: Erworbene oder angeborene Funktionsstörung der Thrombozyten (Blutblättchen), wodurch die Blutgerinnung gestört ist

Thrombozytose: Erhöhte Anzahl der Thrombozyten im Blut

Thrombozytopenie: Mangel an Thrombozyten

Typhus: Eine durch Salmonellen ausgelöste Fieber- und Durchfallerkrankung

Toxinbelastung: Aussetzung des Körpers mit bestimmten Giften

Überdosierung: Gabe einer Substanz/eines Medikaments, die größer ist als die empfohlene noch verträgliche Menge

Willebrand-Jürgens-Syndrom: Gerinnungsstörung, verursacht durch den Mangel eines bestimmten Gerinnungsfaktors

Zöliakie: Eine durch Glutenunverträglichkeit verursachte Darmerkrankung

QUELLEN

Akkaş İ, Ince N, Sungur MA. Serum trace element and heavy metal levels in patients with sepsis. Aging Male. 2020 Mar 17:1-5. doi: 10.1080/13685538.2020.1740200

Arakawa, S., Suzukawa, M., Watanabe, K., Kobayashi, K., Matsui, H., Nagai, H., Ohta, K. (2018). Secretory immunoglobulin A induces human lung fibroblasts to produce inflammatory cytokines and undergo activation. Clinical & Experimental Immunology. doi:10.1111/cei.13253

Black, C. N., Bot, M., Scheffer, P. G., Cuijpers, P., & Penninx, B. W. J. H. (2015). Is depression associated with increased oxidative stress? A systematic review and meta-analysis. Psychoneuroendocrinology, 51, 164–175. doi:10.1016/j.psyneuen.2014.09.025

Brajkovich IE, Mashiter K, Joplin GF, Cassar J. Serum T4, T3, and TSH levels in primary hypothyroidism during replacement therapy with thyroxine. Metabolism. 1983 Aug;32(8):745-7

Braun, D., & Schweizer, U. (2018). Thyroid Hormone Transport and Transporters. Thyroid Hormone, 19–44. doi:10.1016/bs.vh.2017.04.005

Cai X, Ahmad G, Hossain F, Liu Y, Wang X, Dennis J, Freedman B, Witting PK. High-Density Lipoprotein (HDL) Inhibits Serum Amyloid A (SAA)-Induced Vascular and Renal Dysfunctions in Apolipoprotein E-Deficient Mice. Int J Mol Sci. 2020 Feb 15;21(4). pii: E1316. doi: 10.3390/ijms21041316

Chard, T. (1992). REVIEW: Pregnancy tests: a review. Human Reproduction, 7(5), 701–710. doi:10.1093/oxfordjournals.humrep.a137722

Cole, L. A. (2012). The hCG assay or pregnancy test. Clinical Chemistry and Laboratory Medicine, 50(4). doi:10.1515/cclm.2011.808

Decaroli, M. C., & Rochira, V. (2016). Aging and sex hormones in males. Virulence, 8(5), 545–570. doi:10.1080/21505594.2016.1259053

Di Jeso, B., & Arvan, P. (2016). Thyroglobulin From Molecular and Cellular Biology to Clinical Endocrinology. Endocrine Reviews, 37(1), 2–36. doi:10.1210/er.2015-1090

Dutta Chowdhury S, Ghosh T. Serum iron deficiency was associated with lower cognitive development in the children of the Santal tribe of West Bengal. 2020 Feb 19. doi: 10.1111/apa.15239

Faix, J. D. (2013). Principles and pitfalls of free hormone measurements. Best Practice & Research Clinical Endocrinology & Metabolism, 27(5), 631–645. doi:10.1016/j.beem.2013.06.007

Fasano, A. (2012). Zonulin, regulation of tight junctions, and autoimmune diseases. Annals of the New York Academy of Sciences, 1258(1), 25–33. doi:10.1111/j.1749-6632.2012.06538.x

Gebreyes YF, Goshu DY, Geletew TK, Argefa TG, Zemedu TG, Lemu KA, Waka FC, Mengesha AB, Degefu FS, Deghebo AD, Wubie HT, Negeri MG, Tesema TT, Tessema YG, Regassa MG, Eba GG, Beyene MG, Yesu KM, Zeleke GT, Mengistu YT, Belayneh AB. Prevalence of high bloodpressure, hyperglycemia, dyslipidemia, metabolic syndrome and their determinants in Ethiopia: Evidences from the National NCDs STEPS Survey, 2015. PLoS One. 2018 May 9;13(5):e0194819. doi: 10.1371/journal.pone.0194819

Glantzounis, G., Tsimoyiannis, E., Kappas, A., & Galaris, D. (2005). Uric Acid and Oxidative Stress. Current Pharmaceutical Design, 11(32), 4145–4151. doi:10.2174/138161205774913255

Goble, J. A., & Rocafort, P. T. (2016). Point-of-Care Testing. Journal of Pharmacy Practice, 30(2), 229–237. doi:10.1177/0897190015587696

Groschl, M. (2008). Current Status of Salivary Hormone Analysis. Clinical Chemistry, 54(11), 1759–1769.doi:10.1373/clinchem.2008.108910

Grote-Koska D, Klauke R, Kaiser P, Kramer U, Macdonald R, Lerche D, Staaden A, Brand K, Schumann G. Total haemoglobin- a reference measuring system for improvement of standardisation. Clin Chem Lab Med. 2020 Mar 13. pii: /j/cclm.ahead-of-print/cclm-2019-1177/cclm-2019-1177.xml. doi: 10.1515/cclm-2019-1177

Haile B, Bikila D, Tewabe H, Wolde M. Preparation of In House Quality Control Human Serum for Urea and its Use in Clinical Chemistry. Clin Lab. 2020 Mar 1;66(3). doi: 10.7754/Clin.Lab.2019.190704

Hamaneh MB, Chitravas N, Kaiboriboon K, Lhatoo SD, Loparo KA. Automated removal of EKG artifact from EEG data using independent component analysis and continuous wavelet transformation. IEEE Trans Biomed Eng. 2014 Jun;61(6):1634-41. doi: 10.1109/TBME.2013.2295173

Hayat M, Kerr R, Bentley AR, Rotimi CN, Raal FJ, Ramsay M. Genetic associations between serum low LDL-cholesterol levels and variants in LDLR, APOB, PCSK9 and LDLRAP1 in African populations. PLoS One. 2020 Feb 21;15(2):e0229098. doi: 10.1371/journal.pone.0229098

Higgins JM. Red blood cell population dynamics. Clin Lab Med. 2015 Mar;35(1):43-57. doi: 10.1016/j.cll.2014.10.002

Hoffman JF. Red blood cells, compasses and snap shots. Blood Cells Mol Dis. 2018 Jul;71:67-70. doi: 10.1016/j.bcmd.2018.03.003

Hunter, C. A., & Jones, S. A. (2015). IL-6 as a keystone cytokine in health and disease. Nature Immunology, 16(5), 448–457. doi:10.1038/ni.3153

Jain RB. Trends in the levels of urine and serum creatinine: data from NHANES 2001-2014. Environ Sci Pollut Res Int. 2017 Apr;24(11):10197-10204. doi: 10.1007/s11356-017-8709-y

José F Peixoto de Miranda É, Goulart AC, Sommer Bittencourt M, Santos RD, Blaha MJ, Jones S, Toth PP, Kulkarni K, Santos IS, Lotufo PA, Bensenor IM. Relationship between TSH Levels and the Advanced Lipoprotein Profile in the Brazilian Longitudinal Study of Adult Health (ELSA-Brasil). Endocr Res. 2020 Feb 5:1-11. doi: 10.1080/07435800.2020.1721013

Jun SY, Kim J, Choi H, Kim JS, Lim SH, Sul B, Hong BY. Physical Activity of Workers in a Hospital. Int J Environ Res Public Health. 2019 Feb 13;16(4). pii: E532. doi: 10.3390/ijerph16040532

King W, Toler K, Woodell-May J. Role of White Blood Cells in Blood- and Bone Marrow-Based Autologous Therapies. Biomed Res Int. 2018 Jul 10;2018:6510842. doi: 10.1155/2018/6510842

Klonoff, D. C. (1997). Noninvasive Blood Glucose Monitoring. Diabetes Care, 20(3), 433–437. doi:10.2337/diacare.20.3.433

Laur, N., Kinscherf, R., Pomytkin, K., Kaiser, L., Knes, O., & Deigner, H.-P. (2020). ICP-MS trace element analysis in serum and whole blood. PLOS ONE,15(5),e0233357. doi:10.1371/journal.pone.0233357

Liu JT, Li XA, Xie QL, Yang HT, Zhou HM, Zhang T. Diagnostic value of joint detection of white blood cells, blood glucose, and serum lactic acid for hand-foot-and-mouth disease. J Biol Regul Homeost Agents. 2020 Feb 29;34(1). doi: 10.23812/19-259-L

Matsuoka, K., & Kanai, T. (2014). The gut microbiota and inflammatory bowel disease. Seminars in Immunopathology,37(1),4755. doi:10.1007/s00281-014-0454-4

Meseguer J, Esteban MA, Rodríguez A. Are thrombocytes and platelets true phagocytes? Microsc Res Tech. 2002 Jun 15;57(6):491-7

Misra BB, Puppala SR, Comuzzie AG, Mahaney MC, VandeBerg JL, Olivier M, Cox LA. Analysis of serum changes in response to a high fat high cholesterol diet challenge reveals metabolic biomarkers of atherosclerosis. PLoS One. 2019 Apr 5;14(4):e0214487. doi: 10.1371/journal.pone.0214487

Mohaupt, & von Vigier. (2006). Hormonanalysen im Urin. Therapeutische Umschau, 63(9), 559–564. doi:10.1024/0040-5930.63.9.559

Nordberg, M., & Nordberg, G. F. (2016). Trace element research-historical and future aspects. Journal of Trace Elements in Medicine and Biology, 38, 46–52. doi:10.1016/j.jtemb.2016.04.006

Orfanu, A. E., Popescu, C., Leuștean, A., Negru, A. R., Tilișcan, C., Aramă, V., & Aramă, Ștefan S. (2017). The Importance of Haemogram Parameters in the Diagnosis and Prognosis of Septic Patients. The Journal of Critical Care Medicine, 3(3), 105–110. doi:10.1515/jccm-2017-0019

Patrick AL, Boyd-Patrick HA. Bloodpressure levels and cardiothoracic ratios of a mixed African West Indian community. West Indian Med J. 1986 Jun;35(2):76-83

Phelps, T., Snyder, E., Rodriguez, E., Child, H., & Harvey, P. (2019). The influence of biological sex and sex hormones on bile acid synthesis and cholesterol homeostasis. Biology of Sex Differences, 10(1). doi:10.1186/s13293-019-0265-3

Pless-Petig G, Knoop S Rauen U. Serum- and albumin-free cryopreservation of endothelial monolayers with a new solution. Organogenesis. 2018;14(2):107-121. doi: 10.1080/15476278.2018.1501136

Rajendran SR, Periyasamy S, Manjuladevi MT, George N. Evaluation of Serum Ferritin as a Prognostic Marker in Acute Hemorrhagic Stroke. J Neurosci Rural Pract. 2020 Jan;11(1):72-77. doi: 10.1055/s-0039-1700597

Sánchez, B., Delgado, S., Blanco-Míguez, A., Lourenço, A., Gueimonde, M., & Margolles, A. (2016). Probiotics, gut microbiota, and their influence on host health and disease. Molecular Nutrition & FoodResearch,61(1),1600240. doi:10.1002/mnfr.201600240

Sasaki N, Ozono R, Higashi Y, Maeda R, Kihara Y. Association of Insulin Resistance, Plasma Glucose Level, and Serum Insulin Level With Hypertension in a Population With Different Stages of Impaired Glucose Metabolism. J Am Heart Assoc. 2020 Apr 7;9(7):e015546. doi: 10.1161/JAHA.119.015546

Scarale MG, Copetti M, Garofolo M, Fontana A, Salvemini L, De Cosmo S, Lamacchia O, Penno G, Trischitta V, Menzaghi C. The Synergic Association of hs-CRP and Serum Amyloid P Component in Predicting All-Cause Mortality in Patients With Type 2 Diabetes. Diabetes Care. 2020 Mar 6. pii: dc192489. doi: 10.2337/dc19-2489

Shetty BV, Kulkarni SV, Nuchhi SS. Study of Blood Urea Nitrogen to Serum Albumin Ratio and Serum Albumin Alone in Hospitalized Patients of Community Acquired Pneumonia. J Assoc Physicians India. 2020 Jan;68(1):88

Shimizu H, Takeda S, Mawatari K, Kitamori T. Ultrasensitive detection of nonlabelled bovine serum albumin using photothermal optical phase shift detection with UV excitation. Analyst. 2020 Mar 20. doi: 10.1039/d0an00037j

Siedlinski M, Jozefczuk E, Xu X, Teumer A, Evangelou E, Schnabel RB, Welsh P, Maffia P, Erdmann J, Tomaszewski M, Caulfield MJ, Sattar N, Holmes MV, Guzik TJ. White Blood Cells and Blood Pressure: A Mendelian Randomization Study. Circulation. 2020 Mar 9. doi: 10.1161/CIRCULATIONAHA.119.045102

Soejima M, Munkhtulga L, Furukawa K, Iwamoto S, Koda Y. Serum haptoglobin correlates positively with cholesterol and triglyceride concentrations in an obese Mongolian population. Clin Chim Acta. 2020 Mar 8;505:176-182. doi: 10.1016/j.cca.2020.03.003

Tada H, Nohara A, Kawashiri MA. Serum Triglycerides and Atherosclerotic Cardiovascular Disease: Insights from Clinical and Genetic Studies. Nutrients. 2018 Nov 17;10(11). pii: E1789. doi: 10.3390/nu10111789

Tanaka T, Narazaki M, Masuda K, Kishimoto T. Regulation of IL-6 in Immunity and Diseases. Adv Exp Med Biol. 2016;941:79-88

Tang, J.-H., Gao, D.-P., & Zou, P.-F. (2018). Comparison of serum PCT and CRP levels in patients infected by different pathogenic microorganisms: a systematic review and meta-analysis. Brazilian Journal of Medical and Biological Research, 51(7) doi:10.1590/1414-431x20176783

Tuttle, K. R., Bakris, G. L., Bilous, R. W., Chiang, J. L., de Boer, I. H., Goldstein-Fuchs, J., Molitch, M. E. (2014). Diabetic Kidney Disease: A Report From an ADA Consensus Conference. Diabetes Care, 37(10), 2864–2883. doi:10.2337/dc14-1296

Vecka M, Žák A, Tvrzická E, Dušejovská M, Staňková B, Zeman M. Associations of Serum Uric Acid with Endogenous Cholesterol Synthesis Indices in Men with High Cardiometabolic Risk. Metab Syndr Relat Disord. 2020 Mar 10. doi: 10.1089/met.2019.0105

Vecka M, Žák A, Tvrzická E, Dušejovská M, Staňková B, Zeman M. Associations of Serum Uric Acid with Endogenous Cholesterol Synthesis Indices in Men with High Cardiometabolic Risk. Metab Syndr Relat Disord. 2020 Mar 10. doi: 10.1089/met.2019.0105

von dem Knesebeck O, Koens S, Marx G, Scherer M, Perceptions of time constraints among primary care physicians in Germany BMC Fam Pract. 2019 Oct 22;20(1):142. doi: 10.1186/s12875-019-1033-5

Wang L, Liao B, Yu J, Chen L, Cai X, Liu L, Hou K, Zhang M. Changes of cardiac troponin I and hypersensitive C-reactive protein prior to and after treatment for evaluating the early therapeutic efficacy of acute myocardial infarction treatment. Exp Ther Med. 2020 Feb;19(2):1121-1128. doi: 10.3892/etm.2019.8206

Weykamp, C. (2013). HbA1c: A Review of Analytical and Clinical Aspects. Annals of Laboratory Medicine, 33(6), 393. doi:10.3343/alm.2013.33.6.393

Wu, G. (2009). Amino acids: metabolism, functions, and nutrition. Amino Acids, 37(1), 1–17. doi:10.1007/s00726-009-0269-0

Xia XR, Jiang SW, Zhang Y, Hu YF, Yi HG, Liu J, Zhao NN, Chen J, Gao L, Cui YG, Liu JY. Serum levels of trace elements in children born after assisted reproductive technology. Clin Chim Acta. 2019 Aug;495:664-669. doi: 10.1016/j.cca.2018.09.032

Yang JG, He XF, Huang B, Zhang HA, He YK. Rule of changes in serum GGT levels and GGT/ALT and AST/ALT ratios in primary hepatic carcinoma patients with different AFP levels. Cancer Biomark. 2018;21(4):743-746. doi: 10.3233/CBM-170088

Zhang CH, Ni XC, Chen BY, Qiu SJ, Zhu YM, Luo M. Combined preoperative albumin-bilirubin (ALBI) and serum γ-glutamyl transpeptidase (GGT) predicts the outcome of hepatocellular carcinoma patients following hepatic resection. J Cancer. 2019 Aug 27;10(20):4836-4845. doi: 10.7150/jca.33877

Zhang P, Wang H, Chen XH, Liang WY, Liu WW, Liu ML. Effect of low-dose aspirin on serum uric acid levels in Chinese individuals over 60: subanalysis of a multicentre randomized clinical trial. Eur Rev Med Pharmacol Sci. 2020 Mar;24(5):2719-2724. doi: 10.26355/eurrev_202003_20544

REGISTER

DANK

Um ein Buch zu veröffentlichen, bedarf es vieler Menschen. Das war auch bei dem vorliegenden Werk der Fall. Und die lieben Menschen, die uns während des Schreibens eine Hilfe gewesen sind, sollen hier nun besondere Erwähnung finden. Zunächst richtet sich unser Dank natürlich an unseren Verlag. Auch vielen lieben Dank an Julia Bauer, die das Lektorat übernommen hat und uns mit ihrer Erfahrung und vielen hilfreichen Tipps zur Seite gestanden hat. Und selbstverständlich geht unser Dank auch an unsere Liebsten zu Hause (Julia und Nina). Ohne euch hätte niemand von uns das Durchhaltevermögen besessen. Auch an unsere Eltern ein großes Dankeschön. Ein besonderer Dank geht auch an Stanislav Strigunov für die motivierenden Worte und die Unterstützung.

ÜBER DIE AUTOREN

Nico Laur (M. Sc., Ing.) wurde 1987 in Isny im Allgäu geboren. Nach seinem Schulabschluss erlangte er sein Staatsexamen zum Medizinisch-technischen Laboratoriumsassistenten (MTA-L) an der Naturwissenschaftlich-Technischen Akademie (NTA). Anschließend arbeitete er mehrere Jahre am Klinikum in Konstanz und im Institut für angewandte Biochemie in der Schweiz. Danach studierte er an der Hochschule Furtwangen »Molekulare und Technische Medizin«. Schon während des Studiums setzte er seinen Schwerpunkt in der molekularen Diagnostik. Er vertiefte sein Wissen im Masterstudiengang »Medical Diagnostic Technologies« (Techniken der medizinischen Diagnostik) ebenfalls an der Hochschule Furtwangen. Nach seinem Abschluss arbeitete er mehrere Jahre in einem privaten Schweizer Labor in der klinisch-medizinischen Routineanalytik und war beteiligt an der Entwicklung neuartiger diagnostischer Methoden, ehe er an eine Berufsschule wechselte, wo er nun für die Ausbildung neuer Laborfachkräfte zuständig ist.

Atilla Duyar (M. Sc., Ing.) wurde 1992 in Göppingen geboren. Seit 2008 ist er Mitglied einer Hilfsorganisation und als Sanitäter im Rettungsdienst tätig. Nach seiner Fachhochschulreife absolvierte er erfolgreich den Studiengang »Molekulare und Technische Medizin« an der Hochschule Furtwangen. Anschließend absolvierte er im April 2017 den Ingenieursstudiengang »Technical Physician (M. Sc.)« an derselben Hochschule. Somit konnte er sein Wissen in den Gebieten Medizin, Technik und Naturwissenschaften vertiefen. Während des Studiums fokussierte er sich auf die medizinische Diagnostik und die Anwendung von medizinischen Geräten. Aufgrund studienbegleitender Praktika und seiner Tätigkeit als Sanitäter sammelte er viel Erfahrung in medizinischen Bereichen sowie medizinischen Laboreinrichtungen. Bis August 2020 war er als Entwicklungsingenieur für die Entwicklung neuartiger Therapien von neurovaskulären Erkrankungen (beispielsweise Schlaganfällen) in Pforzheim tätig. Seit September 2020 arbeitet er nun als Projektleiter in der Entwicklung von neuartigen Produkten für Therapien von Gefäßerkrankungen in Hechingen.